圆运动古中医临证应用

张 涵 著

中国健康传媒集团
中国医药科技出版社 ·北京

内 容 提 要

用圆运动的理论阐述、指导中医临证。图文并茂，深入浅出，既有理论又有实践，力求把"复杂的问题直观化，抽象的理论形象化"，帮助大家对圆运动的理解，对如何在临证中去应用圆运动的理论有所参考。

用"圆运动的理论指导临证，以临证的实例印证圆运动的理论"就是出版本书的宗旨。

图书在版编目（CIP）数据

圆运动古中医临证应用/张涵著. —北京：中国医药科技出版社，2010.10（2025.11 重印）.

ISBN 978 - 7 - 5067 - 4733 - 2

Ⅰ.①圆… Ⅱ.①张… Ⅲ.①中医学临床 - 研究 Ⅳ.①R24

中国版本图书馆 CIP 数据核字（2010）第 171306 号

美术编辑　张　璐
版式设计　郭小平

出版　**中国健康传媒集团**｜中国医药科技出版社
地址　北京市海淀区文慧园北路甲 22 号
邮编　100082
电话　发行：010 - 62227427　邮购：010 - 62236938
网址　www.cmstp.com
规格　710×1020mm $^1/_{16}$
印张　12 $^1/_4$
字数　171 千字
版次　2010 年 10 月第 1 版
印次　2025 年 11 月第 17 次印刷
印刷　大厂回族自治县彩虹印刷有限公司
经销　全国各地新华书店
书号　ISBN 978 - 7 - 5067 - 4733 - 2
定价　**38.00 元**

获取新书信息、投稿、为图书纠错，请扫码联系我们。

出版者的话

　　李可老先生是中医界的骄傲，医术高超，医德高尚，足令后学高山仰止。

　　张涵是李可先生的弟子，敏而好学，怀普救天下疾苦之大愿，得以师从李可先生，随师侍诊三年又十月有余，朝夕相处，耳提面命，深得老先生真传。

　　本书在李可老先生的指导和不断地督促下，终于完成了。老先生对此书寄予了很大的期望，在审定本书时给予了高度的评价，说"这本书好，很好，非常好！尽快出版，准备在第三届李可学术思想论坛上做宣讲"。

　　圆运动是理论，古中医是指学派。

　　古中医学，用物性圆运动之偏以调整人身圆运动之偏之学也。用圆运动的理论作为指导，圆运动圆则为人之生，圆运动偏则为人之病。

　　李可老先生非常推崇圆运动的理论，认为古中医学派必将逐一攻克世界十大医学难题之心、肺、肾三衰，肿瘤等奇难重危急症！

　　实践是检验真理的唯一标准！

　　中医学本就是一门实践医学，而中医学的实践就是临证。理论来源于实践，并在实践中不断地总结完善，升华而成，然后再回头指导实践。圆运动的理论亦是如此。

　　"用圆运动的理论指导临证，以临证的实例印证圆运动的理论"，就是我们编写本书的宗旨。

　　希望本书的出版既能对大家学习和理解圆运动的理论有所帮助，又能有助于大家在将圆运动的理论应用于临证时有所参考。

　　最后就本书中所用的方药做几点补充说明。

1. 本书所载方药剂量为李可老先生的独到用量，切切不可盲目照搬。

2. 本书所载的方药均按照原貌呈现，有些是李可老先生习惯的写法，如：肾四味，是李可老先生常用的鼓舞肾气的四味中药，分别是枸杞子、酒菟丝子、盐补骨脂、淫羊藿。此四味药入肝肾，药性平和，温而不燥，润而不腻，益肾精，鼓舞肾气。

3. 止痉散，在本书中写为"止痉散3～3"。前一位数字是指全蝎，用量为"克"；后一位数字是指蜈蚣，所用量均为"条"。

4. 书中常提到的"固本散"，有专门详尽的论述，在此不再赘述。

中国医药科技出版社

2010 年 8 月

李可·序

弟子张涵，随吾侍诊三年，刻苦攻读内经、伤寒及彭子遗书，聪慧多悟，又勇于实践。凡生附子、生川乌、生半夏、生南星、马钱子诸大毒之品皆曾亲尝，默默体验药性，虽多次瞑眩、昏厥，仍无怨无悔。历二年半，得以吃透药性，学得驾驭毒药以救人性命之多种实学。勇闯明理、剂量、毒药、临证四大关，终于步入医圣大道。

此期间，曾奉命远赴湖南、河南等地抢救危重病人近 10 人，颇能不辱师命。能慈悲为怀，一心赴救，不计毁誉，实属难能可贵。

张涵对彭子圆运动之古中医学，经四年多的临证体验，有了较深的领悟。这本书稿对圆运动的中轴、四维、十二经升降乖乱致病的病理、治法、药理做了图表式的形象化解读，使疑难问题简单化。天人合一，一气周流，跃然纸上！为使古中医理论通俗化，做了一次令人赞叹的尝试。

彭子理论上承清代黄元御《四圣心源》，创立"实验系统古中医学"，成为民国时期古中医复兴之父。他的不懈努力，使这一星火种，传遍大江南北，临终前完成"圆运动的古中医学"的写作。由于战乱，书稿散失全国各地，为搜集这份宝贵遗产，我历时 50 年，在全国各地网友的大力支持下，于 2006 年 6 月得以搜集齐全。

彭子遗著，虽是以现代晓畅明白的语言写的，但读者仍觉艰涩难懂。这是因为古人的思维与现代人的思维定式格格不入。只有静下心来，遵照中华文明发展的路子，天人合一，一气周流，才能真正进入古人的思维之中。做这项工作，难度极大，要排除一切杂念才能做到。所幸弟子张涵终于初步完成了这项工作，还算差强人意吧！

对青年一代呕心沥血的努力，表示由衷的感谢！

李可 谨志识于山西

时年八十有一

2010 年 8 月 27 日

2

前　言

"传承师道，复兴中医，治病救人，终生不渝。"这是恩师讳李可先生八十寿诞上，对我们众弟子门人的要求，也是每位中医学子的责任。

传统文化的断层，使真正的中医渐趋式微，虽然中医典籍浩如烟海，读之莫知其从，更兼晦涩难懂，望而却步者甚多。

恩师教导我等后学："大道至简，百姓日用而不知。"医理是从生活中悟出的，并无任何玄妙不可学之处。学当融会贯通郑钦安氏之理论与彭子的圆运动理论，即能得到整个的中医。彭子益之圆运动的古中医学，是入门向导、提高之阶梯。以此入门可少走弯路，直趋中医之殿堂。我个人认为，除此还有恩师对急危重症之经验，能治疗大病、急危重症的中医才是完整的古中医。

彭子益，清末民初中医学家，恩师称彭子益为"中医复兴之父"，"以中气升降圆运动理论破解了《内经》《伤寒杂病论》《温病学》的千古奥秘"。各大中医学派均可在此圆中找到相应的理论根据，而不相悖。

而彭子之书，亦不易读懂，或置其案头，或束之高阁，能通读者甚少，精读者更少。

我自知资质鲁愚，但不敢妄自菲薄，愿把学习古中医千虑之一得，与大家分享，并希望能得到诸善知识的指教、斧正。

整个《圆运动的古中医学》理论皆以中气贯穿，故"中气"是学习此书的入门钥匙。彭子言："学医必先从中气学起，自然一本万殊，头头是道，万殊一本，滴滴归源。"

本书尝试通过一些病例分析，阐述用圆运动理论论治的思路，及验之于临床的过程，把"复杂的问题简单化，玄妙的问题直观化，抽象的问题形象化"，以加深对圆运动古中医理论的认识。

闻、思、修、证、悟、得，是古人真正的学习过程，学医亦是先读书见闻，再思考，把思考的心得体会，反复验证、修正，才能得到中医学的真谛。

愿无病者读之，以患者之前辙为戒，惜身爱命，注重养生，不经苦患。

愿患病者读之，明白疾病之源，治病之理，莫蹈"得病虽轻，然无医药，及看病者，虽复遇医，授以非药，虽不应死，而便横死"之苦途。

愿有志于古中医之学者读之，鉴此临证之成败，并从中受到些微启发，愿医德医术增上，皆为上工。

初唯知为利益众生而学医，愿以医术济有缘人之疾病苦厄，恩师晓以大义，后知尚有"为往圣继绝学"之重任。感恩师父，三年余对我耳提面命，启我蒙昧！

幸遇中国医药科技出版社董旭老师等，愿为中医学之传播做贡献，并鼓励我为中医普及尽责，深表感谢！

感恩诸师兄师姐的教导与帮助，在此深表感谢！

古训"知未的，勿轻言，见未真，勿轻传"，然人人皆缄其口，不如抛砖引玉，故不避妄语之戒。错误之处，在所难免，敬请善知识不吝赐教指正。

张涵于河南濮阳
2010 年 8 月

2

目　录

中　气

——气机升降出入之动力

彭子《圆运动的古中医学》整篇皆以中气贯穿，故"中气"是学习本书的入门钥匙。彭子言"学医必先从中气学起，自然一本万殊，头头是道，万殊一本，滴滴归源"。

中气乃是圆旋之气，是一身气机升降出入之动力

中气并非如气球般固定不动的气团，乃是一团旋转的无形之气，其形如漩涡。

试观杯中之水，旋之则有升降浮沉，"远取诸物、近取诸身"，医学之理自明矣。

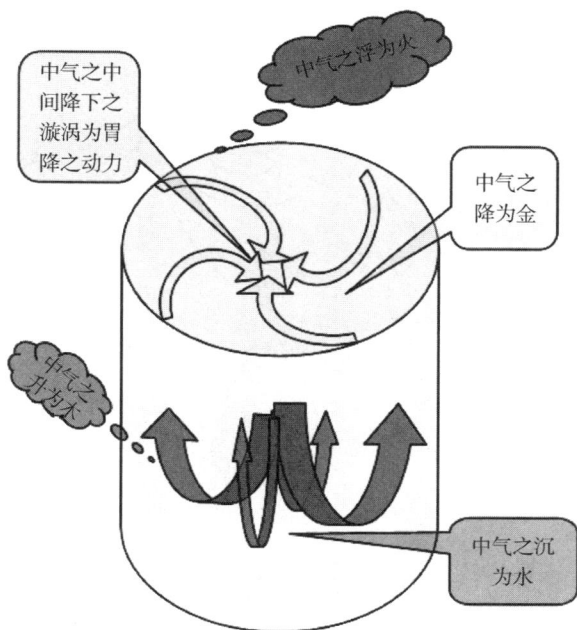

中气之中
间降下之
漩涡为胃
降之动力

中气之浮为火

中气之降为金

中气之升为木

中气之沉为水

中气运旋产生升降浮沉，是一身气机升降出入之动力。
中间下降之漩涡即是胃降之动力，是诸经降之门。

中气形如漩涡

1

漩涡之中心下降，即是胃气，胃气之所以能降缘于此漩涡，中气旋转才有气之升降浮沉，形成四维——木火金水之气。

中气旋转在不同的位置，升降浮沉不同的时相，表现出不同的性质——暖热凉温，古人取象比类名之曰：木、火、金、水，这些性质与春夏秋冬四季气温相应，与东南西北四维所候相应。中气所寄之中央名之曰土，因土之气厚重，能生养万物，木火土金水是谓五行，然而四维（木火金水）皆由中气一气圆旋所化，故曰"土为四象之母"，"土生四象"。

人身中气旋转，则四维升降

一身气机升降出入之动力皆缘于中气。

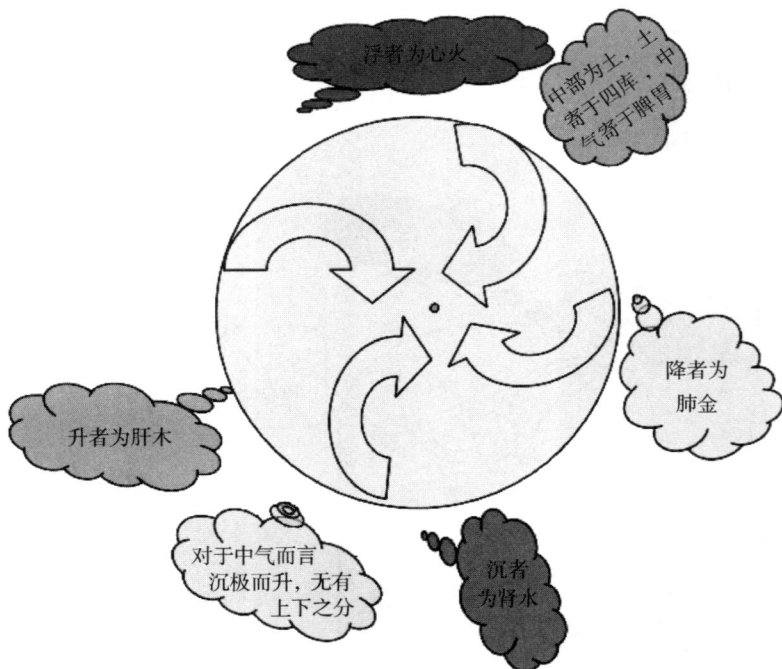

中气无处不在，其小无内，其大无垠

"善言天者必验之于人，善言古者必验之于今"，否则圆运动的理

论就不是放之四海皆准的道理。彭子在《生命宇宙篇》详尽地论述了圆运动的理论。

其大无垠

曾有古代圣人言"诸世界乃大风轮所持"。今天的科学已发展到能够验证一些古人的学说，今天科学家发现我们生活的银河系就是一个大的漩涡，无数的星座组成的四条旋臂在不断地旋转，太阳系就在其中的一条旋臂上，而太阳系本身就是周而复始地圆运动着，太阳围绕银河系旋转，地球围绕太阳旋转，地球还在不停地自转，其他行星也在不停地公转和自转。

这就是圆运动的规律"其大无垠"。

其大无垠的漩涡——银河系

一年之中，二十四节气，亦是地球围绕太阳圆运动的时相节点。春温夏热秋凉冬寒，故春天属木，夏天属火，秋天属金，冬天属水。一日之中，太阳东升西落亦是一圆运动。

其小无旋

中气的圆旋运动无处不在，不但大的天体运动是遵循圆运动的规律，小到人体内的每个细胞均有气机的升降浮沉圆运动。

人体内在统一的中气运旋中，又有许多小的气的漩涡，如同银河系中的各个星系一样，肝心脾肺肾五脏各是一个气机的漩涡，古代有圣人称之谓风轮。

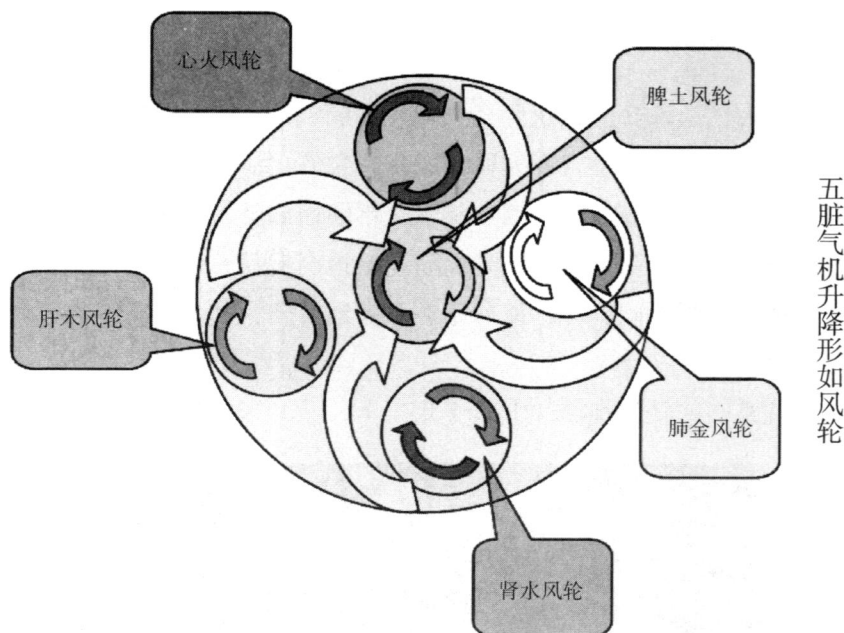

　　肝木之风轮称为木轮，肝木有独立的气机升与降。肝木因中气之升而有生发之作用，即是肝木之升，肝木之下降谓疏泄，疏是疏导，泄即是泄浊之意，疏泄即是肝木降而产生的作用。

　　心火之风轮亦有独立的气机升与降。心火有煊通之作用，心之升为煊，煊即是敷布阳气，主神明，君火以明。心火之降即是通，通调血脉。心火在整个中气的圆运动中是升极而浮，趋向下降的。

　　肺金之风轮亦有独立之升降。肺金之升，能敷布阳气，司皮肤汗孔之开，肺之降敛，能收阳气使归于下，在整个的中气圆运动中肺金的作用是敛降的。

　　肾水之风轮亦有独立的升降，司肾水之封藏、开合、涵木。肾受五脏六腑之精而藏之，化为有形后天之精，是生命体的全息，能繁衍生息。

脾土之风轮亦有独立的升降，主运化。化就是化五谷为精微，运就是把此精微输运至血脉，以营养四肢百骸五脏六腑，脾之降能把水湿运至水道。

细而分之，无处不有气机的升降，故无处不有圆运动。

圆运动的整体观

小的圆运动规律必须顺应大的圆运动规律，即是古人"天人相应"的整体观，"合于天道"的和谐观。万物顺应年的圆运动规律而春生夏长秋收冬藏，人们顺应日的圆运动规律而"日出而作，日落而息"。人体的圆运动若不能顺应大的圆运动规律即病，若逆于大的圆运动则死，《内经》有详尽之论。

人之有生，先有中气，后有四维。中气如轴，四维如轮

"中气者，生物生命之所从出"，因为有中气的漩涡才有能量的聚集，生命即是能量的聚集，"聚则成形，散则为气"。

"人秉大气的木气而生肝脏与胆腑；秉大气的火气而生心脏与小肠腑；秉大气的金气而生肺脏与大肠腑；秉大气的水气而生肾脏与膀胱腑"。

古代有圣人曾对人体自入胎起的生理作了详细的论述，父精母血和合运旋相引，住胎三十八个七日，每七日皆有不同风轮，生长五脏六腑四肢百骸九窍经脉毛发，此风轮即是中气。

每个人的中气即是聚集生命能量的动力，此动力能量即产生了个体的重力中心——元气。受此重力中心的吸引，五脏之小风轮中亦有独立的能量，中医学称之为"魂、神、魄、意、志"。

心脏中独立的能量谓神，主神明，统血脉、主心脏之搏动。

肺脏中的能量谓魄，自主肺的呼吸，主宗气司呼吸，宗气者气之宗也。

肝脾肾脏亦各有自主的功能。

小儿之中气运旋轻快灵动，血脉流畅，故生机旺盛，喜动易饥；老年人中气运旋渐缓，故血脉变缓，喜静，食入化艰。

轴运轮行，轮运轴灵

轴运轮行即是中气运旋使四维气机升降，木气升发，火气煊通，金气敛降，肾水封藏，和于天地四时二十四节气，一日之中，一时之中气机循环圆运，生生不息。

轮运轴灵，四维升降循环周流，即能化生中气。

四维运旋，不断补充中气，使中气充足，运旋有力，所谓"五气朝元"。

在临证中经常有运轴行轮、运轮复轴之治法。

气机左升右降只是方便之说，并非真的左边只有升，右边只有降。人身无处不有升降。

中气极虚昏厥一例
——中气大虚，症非不治

患者，女，55岁。

2007年4月1日，面色萎黄，瘦羸，气短神疲，卧床眩晕不能转侧，日昏厥数次，呕噎不能食数日，问诊时尚有神识，声如蚊蚋。

其弟子代言：于五台山某偏僻寺院修苦行三年，常自己采摘野菜、砍柴，食不果腹，衣被不能御寒，患风湿病及营养不良，瘦弱甚，渐病重，输液数日乏效，皆认为已不可治。

舌淡齿痕，苔薄黄。肢厥如冰。

脉微弱，左寸弱，尺弱尚可见，右寸弱，关滑数弱，尺弱甚。

中气大虚。绝非死症。

处方：党参60g，白术45g，干姜45g，炙草45g，制附片45g，生芪45g，生半夏30g，生姜30g（切）。三剂。煮90分钟，日分3次服，不分昼夜连服。

我亲去买药，亲为煎煮。至次日服药一剂半，精神有较大好转，已能起床活动。

4月2日，因劳累，又昏迷不省人事。

处方：晒参50g，白术45g，炙草60g，干姜45g，生山萸肉45g，制附片90g，生芪250g，半夏20g，油桂10g，生姜45g。煮法同前。

服药后，再未出现昏厥，精神日好，至4月6日，坐车劳累一整天，仍精力充沛。

自幼哮喘，中气虚散危症
——久病及肾，固纳元气为急

哮喘病危症，中气元气虚极欲散

李某某，女，74岁，北京人。

自幼（13岁）病哮喘，外感后哮喘加重，住重症监护室月余，又转入普通病房10日，西医诊断为呼吸衰竭，每日输液大小9瓶之多，有甲亢病史及心脏病史。

2009年8月16日晚刻诊：面色灰白虚浮，吸氧，喘不得卧，舌光剥无苔而润，多纵深裂纹，气短喘甚，语言不能连续，痰多清稀，自觉燥热，自汗、盗汗，夜尿频6~7次，大便艰，脉数疾，每分钟110次，诊下三部脉，足胫肿，太溪脉不见。

自13岁病喘，初病在肺，久病及肾。固纳元气为急。

处方：制附片30g，干姜30g，炙草30g，高丽参15g（另炖），生龙牡各30g，活磁石30g，生山萸肉60g，杏仁10g（去皮尖捣），生半夏45g。加水2000ml，文火煮取300ml，入参汁，日夜连服两剂，当日晚服药一剂。

2009年8月17日晚二诊：喘减，自觉呼吸转深，自汗几去，仅额有汗，是夜小便10次，腹变软，脚肿消。其女述患者下午情绪很好，气息已缓长，还唱歌唱了半下午。

嘱守方，一日夜服两剂。

服后得大便如水泻，遂自己停药，眠食皆有很大改善，二便已正常。电话告知患者，腹泻属寒湿邪气排出体外之正常反应。

2009 年 8 月 21 日又接着服药两剂，诸症已去，已停药，其女电话告知太溪脉已出。

按：此症乃中气、元气大虚欲脱之危症。

中气运旋则升浮降沉，胃气下降，在上者使归于下，化生元气。

故彭子及黄元御均言"六气本一气（中气）"，"土（中气）为四象（木火金水）之母"。六气运旋一周，则化生元气，所谓"五气朝元"，中气出于元气入于元气。元气寄于下焦肾与命门，元气乃是人身个体的重力中心，犹地球之中心，犹树之根，乃是人的先天之本，故亦曰肾为先天之本。

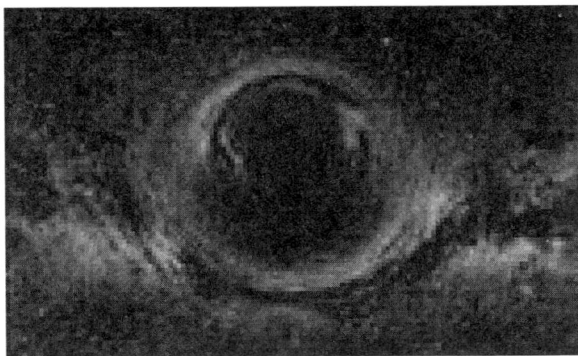

中气与元气
中气出于元气入于元气、元气是能量的中心，是个体重力场的重心，如宇宙之黑洞。

元气足则能引纳中气，不使之散。元气、中气足则能吸纳上下，使在上之火归于下，使在下之水升于上，以成"既济"。若元气将竭，个体的重力中心引力减弱，则在下之水不能上承，受地球重力之吸引而足肿，在上之火欲散而上炎，脉数疾，自汗盗汗，即成"火水未济"之危象矣。若元气竭，则个体的重力引力全无，四维分散而生命消灭。此例自觉燥热、自汗即属此"未济"危象，若以热论治，祸不旋踵。

按：方用恩师李可先生所创"破格救心汤"，小剂量加杏仁、生半夏。

服第一剂，晚小便 10 次。患者每日输液甚多，面虚浮，脚肿等症皆属水不能气化，所致水湿停滞。制附片蒸动下焦元阳，肾与膀胱气化恢复，自然小便增多，次日即脚肿消退。

此中气元气虚极欲散之证，故以破格救心汤收敛元气，补益中气。

患者多年哮喘，可知肺气降敛不及，故加生半夏、杏仁。生半夏降肺燥湿化痰，杏仁能宣能降。

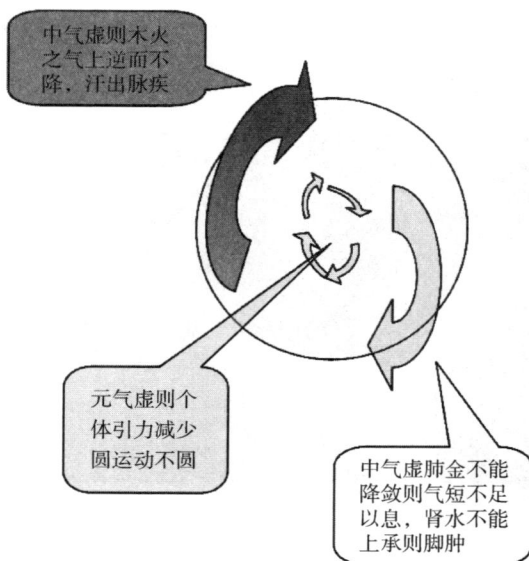

按：脉数疾，每分钟 110 次。脉诊可候正气与邪气，脉数疾可候知正虚欲脱。脉数一般主热，亦主正虚。什么情况下是热，什么情况下候虚呢？当发热症状明显，面色缘缘正赤，脉洪滑有力可断为大热，若元气虚极欲脱时之数疾，必脉无力或无胃气，数疾不可断为热，反而元气愈虚，脉动愈数疾。

太溪脉可候肾气、元气，肾气、元气是人体先天之本，此脉不出，犹树之根本将绝，主病危重。服药后，其女诊查太溪脉复出，此为元气渐复而脱险。

按：脉诊为四诊之末，中医诊病，要四诊合参，仅凭望闻问亦能大致诊断，但须与脉诊合参乃可断症，脉诊也是用药及剂量之依据。

若仅凭脉断症，能明了阴阳、虚实、上下、内外、寒热、经络、脏腑，亦可大致切合病机，但亦有反关脉、斜飞脉、六阴脉、六阳脉，仅凭脉断症，不排除误诊之可能。恩师李可先生《李可老中医急危重症疑难病经验专辑》曾告诫："移时神清而愈。再诊其脉，依然微细如丝，始知其脉为'六阴脉'，虽有大实之候，其脉不变，故难于反映真相。又有一种'六阳脉'，终生洪大数实，虽有虚证，其脉不变。若凭脉断病，不屑下问，何能中病！人之体质禀赋千差万异，虚实真假绝非一目了然。尤其危急重证，至虚而有盛候，大实反见羸状。稍一不慎，即蹈误诊、误治之祸，顷刻之间，生死立判。慎之，慎之！"

本例哮喘并未治喘，而是敛中气、固元气，而取效甚捷。"治病必求于本"，"人活一口气"，人之根本即是中气、元气。

表与荣卫

——荣卫交合宣收平衡即是表

荣卫交合宣与收平衡即是表

中气运旋气机升降浮沉，荣卫皆中气所化，木火外宣之气即是荣，金水内收之气是卫气，荣卫宣收相对平衡即是表。

中气温升在左，肝木心火温暖外散升发之气即是荣。中气凉降收敛之气在右，肺金肾水之气即是卫气，在表处荣气外宣与卫气内收之力相对平衡。

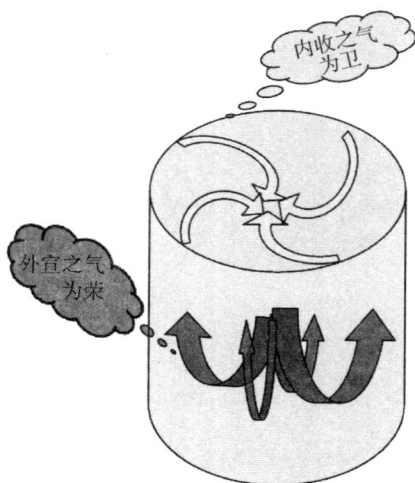

内收之气为卫

外宣之气为荣

中气与荣卫表里

中气运旋而生四维，由内向外升宣之气即是荣，内收之气即是卫，在表处荣卫宣收平衡。

表——荣卫交合宣收平衡

荣性本热，性疏泄，有卫气之收敛以交之，木火之中有金水，则荣不病热；卫性本寒，卫气收敛，有荣气之疏泄以交之，金水之中有木火，则卫不病寒。荣卫交合如环无端，宣收平衡。

人体如六瓣之橘，脏腑如橘之六瓣，荣卫如橘之表皮，为脏腑公共之墙垣、外卫。

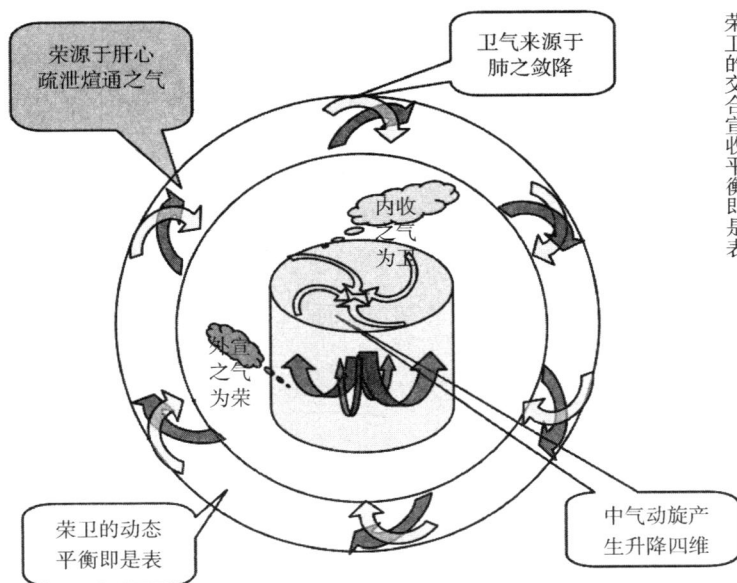

受五脏调节而荣卫和合

卫气来源于肺金之敷布调节，肺司呼吸，主治节。呼吸大气并感知大气之寒热温凉、四时节气，以调节卫气与天地相应即是治节作用之一。

肺之治节作用，调节人的气机运行与大自然的气机运行和谐相应，顺应天地之六气五行。

养生之道要遵守春生夏长秋收冬藏之规律，即是天地一年之圆运动规律。故肺之治节作用能使人的气机圆运动与天地的圆运动同步相应。大气热则治节作用调节卫气减弱，使肌肤腠理疏、汗孔开；大气寒则调节卫气增强，使肌肤腠理致密，汗孔闭。

"顺天者昌，逆天者亡"，与天地不相应则病，四时不正乖乱之气，皆能使人荣卫之开合节奏变乱，不能顺应自然的变化而生病。

荣气受肝木心火调节，肺感知大气热，则肝心调节使血流转疾，血气外煦肌肤，热量能外散，或则汗出。

中气充足，荣卫交合，其气流畅则表固身安。

外　感

非时寒热谓之邪气，超出荣卫调节之节奏，荣卫受邪而为病，即是外感病。

比如热气正盛，肺之治节使肌肤腠理疏、汗孔毛窍开，突遇空调冷风，则汗孔毛窍闭之不及，寒邪入表而伤荣，使荣气滞涩，碍于流畅，即是伤寒外感。

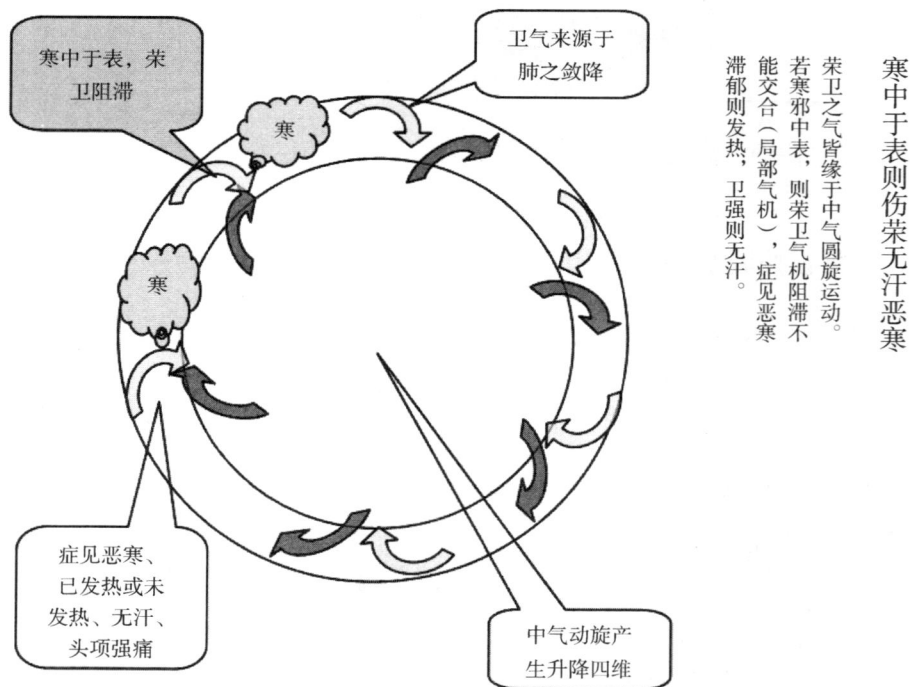

寒中于表则伤荣无汗恶寒

荣卫之气皆缘于中气圆旋运动。若寒邪中表，则荣卫气机阻滞不能交合（局部气机），症见恶寒滞郁则发热，卫强则无汗。

若伤于热风则卫气不能收，则恶风、汗出，谓之热伤风外感。

热伤风即是伤热风，类似伤暑等热证。

14

风中于表，荣气外泄

风助疏泄，卫气敛降受阻

恶风、发热或未发热、汗出

中气动旋产生升降四维

风伤于卫则汗出恶风

风中于表，疏泄之力增强，荣气外泄，症见恶风、发热或未发热、汗出。风助疏泄，荣强卫弱则恶风。

伤寒伤风皆能使荣卫不能和合，局部之荣卫不能和合谓太阳病轻证，或谓之外感；若整个荣卫皆受伤，即是《伤寒论》中之太阳病重证，如大青龙汤证、大青龙汤加附子证。

荣卫俱弱即中气虚于内

荣卫俱弱，易罹外感，或缠绵难愈；此属荣卫俱弱，属于中气虚之证。

若荣弱，则平时畏寒，易伤于寒，属木火之气不足于内，或中气偏寒，比如麻黄附子细辛汤证。若卫弱，则平时恶风、自汗，属金水之气不足。

明白荣卫之生理，则病理亦明，即能明白桂枝汤、麻黄汤治荣卫病之机理，则外感病治之不难，覆杯而愈、一剂知、二剂已可致矣。

外感流涕与荣卫

——外感病均由外邪引发

吾之长女，8 岁。

2009 年 9 月 4 日，喷嚏、鼻鸣，涕清稀如水流注，目热多泪，倦怠，略有畏寒。

处方：桂枝 10g，芍药 10g，炙草 10g，白芷 10g，生姜 10 片，大枣 6 枚（擘）。加水 500ml，武火煮 15 分钟，顿服。

服后十数分钟，喷嚏、流涕止。又服一剂，当日愈。

我用桂枝汤加减治此种外感，取效甚速。若有身体虚弱者加人参、黄芪。

按：外感流涕喷嚏是常见的外感病，七日内不治亦可自愈，虽是小病，但治疗起来确很难覆杯得效。

我曾在此种外感病的治疗上很费了一番思考，想追求"覆杯而效""一剂知二剂已"的效果。在很长的一段时间内治疗此种外感病，试过清热发表等剂如败毒散、银翘散、桂枝汤等，均无疗效或效不佳。

彭子《圆运动的古中医学》中有热伤风之论，"阳热之气，应当由地面上降入地面下时，忽然降不下去，天气骤热，则病热伤风。空气中阳热逆腾，金气受伤，人身应之。热伤风外证，喷嚏连连，鼻鸣清涕，头目觉热，似作寒热，动则汗出。然能正常动作，意识如故，竟有十天半月不愈者，病延日久，遂致虚惫。此肺家收敛之金气，被空气之热气上冲之病也。病在肺家，不在荣卫，故能饮食动作。热伤肺，故喷嚏连连，鼻鸣清涕。肺主皮毛，牵连荣卫，故似作寒热。热气上冲，肺气不能降之，故头自觉热。热冲肺逆，大气偏升，中气必虚，故动则汗出。此病名热伤风，其实是伤热风。因大气中的金气被大气中的热气冲散，不能收敛，人身木火之气，亦化热不降，而冲伤肺家，乃自己本身之气自病。此病无论多日，舌上无苔，脉象虚数。方用枯芩、薄荷、白术、炙草、党参、当归、白芍各一钱，冰糖、红枣各五钱，重按脉虚微者加干姜一钱"。

逢秋天外感流涕之症，我曾试用过彭子此方，并无效果。此辨证不确，认荣病为肺卫病。

对此病的思考陷入困境，一日我想，假若我自己感冒一次，能体验一下，或可探出病机，竟然次日即有喷嚏流涕之症，坐下来仔细体会病机所在：

此乃寒伤足太阳经与手太阳经之交所致，此两经交于鼻额。荣卫局部轻微受寒凉之伤，故无全身外感症状，肺及肺经并未受伤。

手太阳经乃丙火之气，足太阳乃寒水之气，但两经交会之处在晴明穴处，此处经中之气乃丙火与水汽，足太阳经中之水汽在面甚热，上额至巅顶，下颈项，至后背则渐渐降温而化为水，归于膀胱。若寒伤手足太阳经之交会处，则太阳经中之气遇冷而化为水，水直趋于下而不能上升至巅顶，径由鼻窍流出为清涕如水流注。

既察病机，治当不难，遂拟方自尝服。

处方：桂枝15g，芍药15g，炙草15g，白芷10g，生姜15g，大枣6枚。加水500ml，武火煮15分钟，顿服之。

服后10分钟，喷嚏、鼻涕立止。

因此我认为此乃感冒轻证，若再重些，则会沿足太阳膀胱经循行方向出现不适，如头、颈强，背强痛，腰酸等症会相继出现。

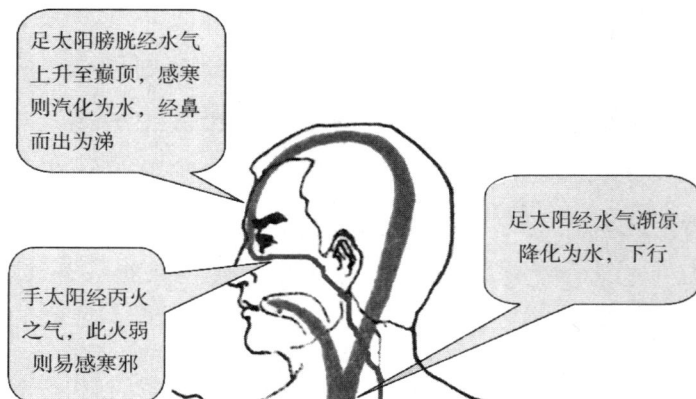

足太阳膀胱经水气上升至巅顶，感寒则汽化为水，经鼻而出为涕

足太阳经水气渐凉降化为水，下行

手太阳经丙火之气，此火弱则易感寒邪

按：彭子所论"本气自病"极当，但所有外感病均由外邪引发。《灵枢·百病始生》："风雨寒热，不得虚，邪不能独伤人……两虚相得，乃客其形。"

后以此法治外感喷嚏流涕，皆能一剂取效，案例兹不例举。

外感缠绵高热，太少同病

——荣卫之虚缘于中气之虚

2008 年 8 月 12 日，王某某，女，8 岁，山东烟台人。

外感发热 39.9℃，恶寒鼻塞，身痛倦怠，扁桃体发炎。

易罹外感，缠绵不愈，外感则扁桃体发炎，高热，长期用激素、抗生素，面及身臂多毛，生长发育迟缓，瘦弱，身高矮于同龄儿童许多，学习时注意力不集中，纳差。本地医院均不愿接诊，每次外感均发高热，十天乃至月余不愈，输液必用大量抗生素、激素，用过许多新型抗生素，效不佳。本次外感非常害怕高热不退，定要退热方才回家。

诊之脉迟无力，断为太少同病，少阴阳虚。

处方：桔梗 30g，甘草 30g，黑豆 30g，乌梅 30g，麻黄 5g，制附片 23g，辽细辛 23g，晒参 15g，生姜 30g，带须葱白 4 节。一剂。文火煮 1 小时，余 300ml，日分 3 次服。

下午服第 1 次药，20 分钟后吐出，又服 1 次，未吐，1 小时后热退。睡前又服 1 次。

8 月 14 日来电告知，一剂诸症愈，扁桃体红肿亦愈。

按：太阳之里即是少阴，中气虚或下焦少阴阳虚，如同釜底无火，则无力蒸动气化，会引起荣卫气弱——表虚，故易罹外感。

荣卫本是一气——中气所化，在下为肾水，在升浮为荣气，在降沉为卫气，故曰"卫出下焦"。

高热是因相火不能敛藏入肾水，而症见高热。相火不能降之因，在外感病中主要是：

一、表受寒而凝闭，引起玄府郁闭，荣卫之气闭塞不通，郁而生热，故现表热恶寒。

二、卫气乃是肺金之降气，寒邪重则不仅表病，在里之肺气亦受寒，肺金之宣降失司，则见咳、喘、痰、气管炎、肺炎等症。肺不能降，则相火亦不降，则发高热，体若燔炭。

三、相火之疏泄与肝木有关，肺金受邪宣降失司，则不能调节肝木之疏泄，即是金不制木，故以乌梅三豆饮平疏泄。

麻黄能开表闭，《内经》言"体若燔炭，汗出而散"。外感寒邪，卫气凝闭，故用麻黄之温散开其闭，则卫气流通，与荣气交合，圆运动复合而汗出热退。

寒伤荣，"邪之所凑其气必虚"。此彭子言"皆本气自病"，故以温阳之品扶助阳气而助荣气。

辽细辛能入少阴，交通少阴与太阳表里。葱白通阳气，开荣气之郁。

桔梗甘草汤乃《伤寒论》中治咽痛之方。合之以治扁桃体发炎，咽痛等症。

生晒参补中气，中气乃荣卫之根本，中气虚则易罹外感。许多文献记载，有外邪不可用补，唯恐补住邪气，"本气自病"之说，乃用补之根据。中气虚，若不用补气之药，徒用发散之剂损耗中气，荣卫气弱不能交合则不能作汗。

中气元气弱之因有二

一、轻症外感发热误用清热解毒，伤损阳气，则中气运旋迟滞而中气亦弱，中气弱则化生元气亦弱。抗生素与激素对身体的副作用非常之大，可引起骨质疏松、肥胖等诸多疾病，一些发达国家，已禁用抗生素。

二、饮食没有规律，多食零食，不用正餐，嗜食寒凉，是现代小儿常见的不良习惯。脾胃渐渐伤损，食纳消化渐差，中气寄于脾胃，故中气渐虚。

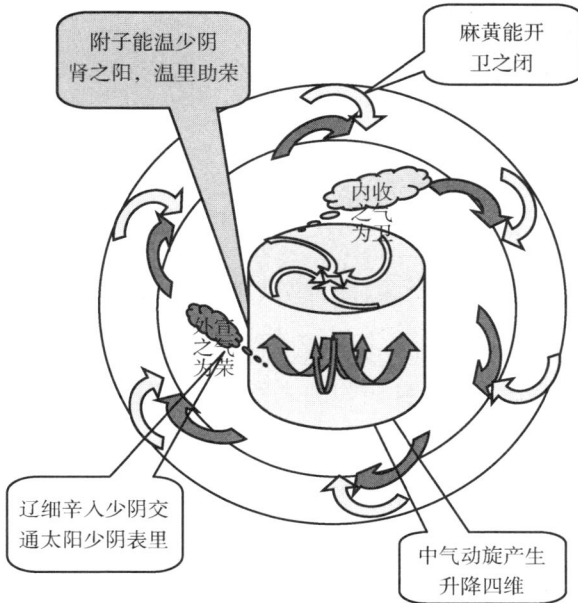

附子能温少阴肾之阳，温里助荣

麻黄能开卫之闭

内收之气为卫

外宣之气为荣

辽细辛入少阴交通太阳少阴表里

中气动旋产生升降四维

太阳表里同病麻附细

太阳之里即是少阴，荣卫皆弱者中气虚或下焦阳弱。荣卫本是一气所化，在下为肾水，在升浮为荣气，在降沉为卫气，故曰卫出下焦。

外感一例
——气虚外感汗兼补

王某某，女，78岁，内蒙古人。

2008年1月12日，遇雪羁泊，劳累，外感风寒，身痛头晕，畏寒，脉浮紧，有头晕宿疾。

清阳不足于上，乃中气虚，本气自病，加之寒袭太阳，寒邪闭表。

温扶下元阳气，补中气，托透表邪。麻黄汤、乌梅黑豆汤、四逆汤合方：

处方：麻黄15g，桂枝30g，杏仁15g，炙草30g，黑豆30g，乌梅30g，生芪120g，荆芥穗15g，制附片30g，干姜30g，晒参30g，生姜45g，大枣12枚，葱白4节。一剂。服后温覆取汗，得汗止后服。

当晚服一半，遍身出汗，次日感冒症状消失，头晕减，处以乌梅汤代茶服。

乌梅30g，冰糖30g，黑豆30g，煎服。

按：许多医书载，表症忌补，唯恐补住邪气，留下难愈痼疾，此缘于邪气入侵之说。彭子言"一切病皆本气自病"，否定外邪入侵内伏之说，但彭子亦言，"虽由中气不足，亦必有所感伤"。

此例外感病，起于大寒节近，值下雪寒气凛冽，风寒伤表之荣气，卫气闭敛，荣气凝结而为伤寒表实症，身痛、恶寒、脉浮紧。当用麻黄汤以开表闭，但患者年事已高，元气已虚，清阳不足于上，故有头晕宿疾，恐不胜麻黄之表散伤耗中气，故在用麻黄汤之时，以四逆汤补坎中之阳，助坎中之阳以养荣气，荣气出于肝木，肝木源于肾阳，命门火旺则荣气自足。

肾中阳气足，木火外发之荣气充足，方能开表之寒闭。但恐麻黄汤汗出过多，损伤真阴，故加乌梅、黑豆以平疏泄。

加黄芪补气，中气足则荣卫之气足，"正气存内，邪不可干"。

葱白能通阳气，交通上下之阳气。

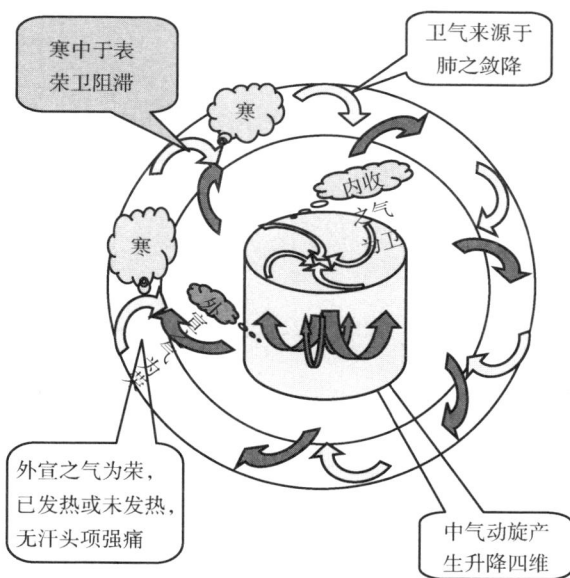

寒中于表则伤荣无汗恶寒

荣卫之气皆缘于中气，而旋运动若寒邪中表，则荣卫气机阻滞不能交合，（局部气机），症见恶寒，滞郁则发热，卫强则无汗。太阳经行于体表，太阳膀胱经循行之部头痛项强等。

肺结核咳嗽治验一例
——至今年过八旬，健康胜过往昔

李某某，男，70多岁，河北大名人。

07年4月4日，肺结核多年，咳，咽痒不适。也曾服西药，但一直无法根治。

处方：麻黄5g，制附片15g，辽细辛6g，壳白果10g，五味子10g，清半夏20g。日一剂，期以两月。

2009年6月20日，幸遇于濮阳，见其身体康健，问其当日处方可曾服用，言其回家后，照方服用五十五剂，一切不适症状皆去。至今年近八旬，健康过于往昔。

按：肺主宣降，宣降失常则咳。

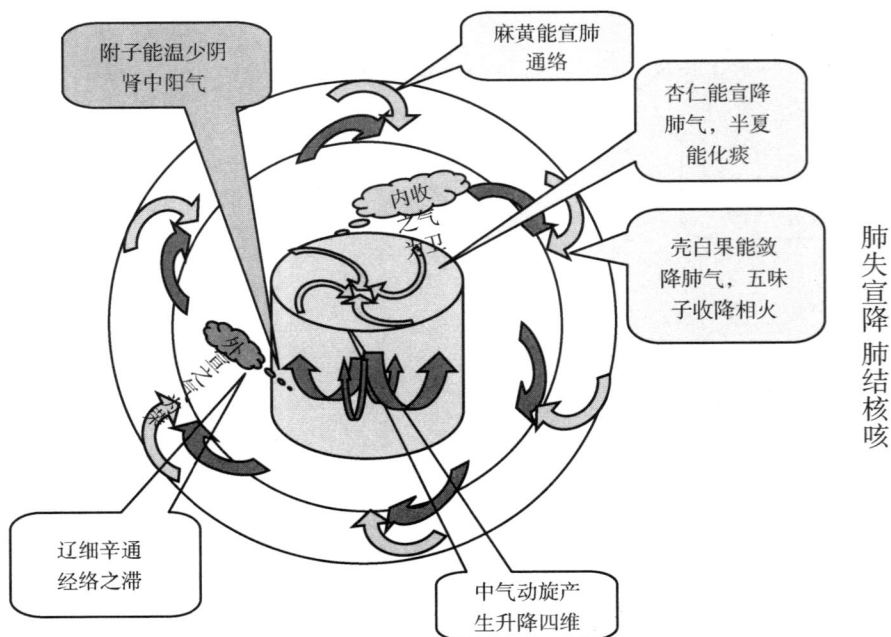

附子能温少阴肾中阳气

麻黄能宣肺通络

杏仁能宣降肺气，半夏能化痰

内收之气凝聚

壳白果能敛降肺气，五味子收降相火

辽细辛通经络之滞

中气动旋产生升降四维

肺失宣降 肺结核咳

24

上火便秘中气虚，运轮复轴调荣卫
——内病外治，和外以安内

荣卫不和——带状疱疹后遗痛，皮肤划痕症

赵某某，女，67 岁，北京人。

2009 年 8 月 17 日，一诊：

皮肤划痕症。畏寒，面色萎黄，纳差，时常口舌生疮，大便秘结多年，脉弱，舌淡苔薄白。有带状疱疹史，经清热解毒中药及抗生素治疗，后遗患处时痛。

诊为荣卫不和，中气虚，运旋迟滞致上热下寒。

黄芪桂枝汤补中气调荣卫。

处方：黄芪 60g，桂枝 23g，赤芍 15g，杭芍 15g，炙草 30g，生姜 30g，大枣 12 枚。

服七剂，带状疱疹后遗痛已愈。

服十四剂，皮肤划痕症已愈。

又服七剂，面色润泽，毛发亦转润泽，便秘已愈，日行 1 次，食纳大增。

按：时常上火，大便秘结。此种症状有属阴虚火盛者，有属中气虚、下元虚者。若阴虚火盛者，必有口唇红赤，舌赤苔黄燥，汗出恶热，渴而能饮等症。但此例患者并无上述症状，却有明显畏寒症状，脉弱，舌淡，曾服清热解毒中药月余，这些症状，均属中气虚，下焦阳虚证。脉弱属中气虚，中气虚运旋迟滞，在

上之相火不能下降，上发为火，此相火不降则肾中阳气渐虚，命火弱则畏寒，故上热下寒本属中气虚证。

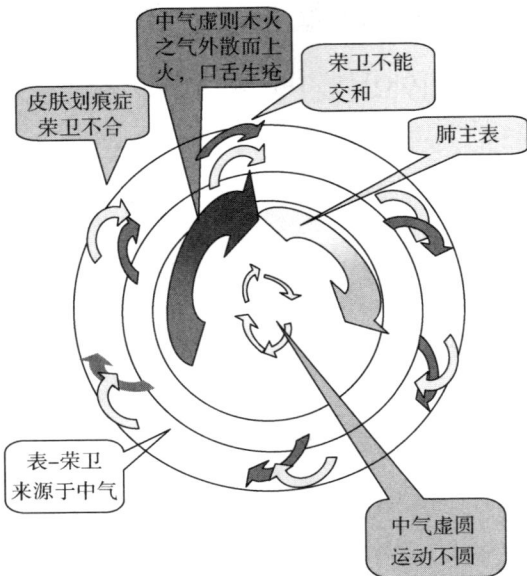

中气虚则木火之气外散而上火，口舌生疮

荣卫不能交和

皮肤划痕症荣卫不合

肺主表

表-荣卫来源于中气

中气虚圆运动不圆

元气中气虚证

中气虚则运旋无力，在上之火升散不降，在下之水不能上承，火水未济，上热下寒之象。

中气寄于脾胃，中气虚则脾胃运化迟滞而纳差。大肠小肠亦属脾胃消化系统，中气弱则降机弱，故便秘。

皮肤划痕症乃表中气机运行不畅，故用桂枝汤调和荣卫。中气虚则荣卫亦虚，用黄芪补中气。使四维之轮旋转复常，如上图中荣卫气机交合流畅，带状疱疹病亦在表，故诸症均愈。

四维运旋，则能使中气运旋复常。中气寄于脾胃，故脾胃功能亦复常，食纳大增。中气足则胃之降机复常，故便秘亦愈。

中气即是一身之生机，中气复常，则渐渐元气充足，面色转红润。

此病例症属表，实是中气虚之内伤病，用运轮复轴之法治之，四维运旋正常，则中气渐复。

有些脾胃病百治乏效，治之四维却能取效甚捷，即是内病外治——和外以安内之法。

温病疑似甲型 H_1N_1 流感（附温病预防方）
——误用石膏，犯了虚虚之戒

张某某，男，16 岁，河南濮阳人。

吾子张芳珍在读濮阳市外高一年级，近期其校一路之隔的濮阳市一高因甲型 H_1N_1 流感放假一周。其校亦因有学生患甲型 H_1N_1 流感而于 2009 年 9 月 26 日提前放国庆长假。

2009 年 9 月 26 日下午，忽发高热，浑身酸痛，头痛如破，眩晕，畏寒，无汗。自覆被出汗而热不解，体温 39.5℃，腹鸣如雷，脉浮躁急。

问之有无伤风？言今日午睡时未盖被子，醒来觉有感冒症状。

我之前未接触过甲型 H_1N_1 流感，初未在意，按普通伤风寒感冒治之。

处方：麻黄 5g，桂枝 15g，杭芍 15g，炙草 15g，乌梅 30g，生姜 15g。一剂。

服后至晚 10 时 30 分，未出汗，热不退，症如前，脉浮躁疾，舌苔白如积粉。

按：此时觉此症不是简单感冒，似寒伤卫，但又不全似麻黄汤证，麻黄汤证脉不应有浮躁急。似大青龙汤证，但又有腹鸣如雷，不能判断腹雷鸣——内是热还是寒？

舌苔白如积粉，断为罹感疫邪，值此甲型 H_1N_1 流感盛行之时，又其校友已有罹患甲型 H_1N_1 流感确诊者，此症应是甲型 H_1N_1 流感。之前未有此症治疗经验，但据高热，症属阳明气分热，舌苔粉白，肺热之证，师法大青龙汤白虎汤意。

处方：麻黄 15g，知母 30g，石膏 60g，甘草 20g，杏仁 10g（捣），一剂。

顿服，服药 25 分钟后，遍身出汗，热退，睡下。

至夜 0 时后，热势又起，39.5℃，谵语，头痛甚，无法分具体部位。

9 月 27 日凌晨 2~3 时，二煎加入石膏 45g，菊花 8g，顿服。

9 月 27 日早 7 时，大便稀 1 次，体温 38.5℃。症状均减，唯头痛。早饭食面粥一小碗，约 150ml。

9 月 27 日 9 时 28 分，又得汗，自觉稍舒，脉浮数虚，体温 38.4℃，唯头痛（两侧太阳穴痛）。上午能安睡，多汗，体温 38.4℃，小便时即水泻。

此汗出而热不解，脉浮虚，人参白虎汤证，但有腹泻，不宜石膏，服西洋参 6g，水煎服。

是日上下午均未服药，无食欲。26 日因小女儿张芳筱接触，9 月 27 日亦发热，更确信此属甲型 H_1N_1 流感。上网查甲型 H_1N_1 流感症状，孩子的症状与之同，更确定属甲型 H_1N_1 流感。又其同学来电，有一同学昨发高热住院输液，亦能说明属甲型 H_1N_1 流感。

9 月 27 日 15 时 21 分，体温 38.7℃，近晚 9 时，食大米稀饭一碗。晚 10 时安睡，探查额温正常，有汗。一日水泻数次，无腹痛，此是石膏过量所致。

9 月 28 日早 8 时，体温 37.5℃，尚有头痛（太阳穴），仍腹泻，几无小便，右脉寸关浮弦细直上下，尺亦略浮，左脉浮，尺略沉，已不数。舌淡，苔白腻，纳差，断为中寒有滞。

处方：山楂 10g，杏仁 10g，大白 4g，云苓 30g，生半夏 30g，砂仁 10g，西洋参 10g，炙草 10g，乌梅 30g，干姜 10g，白术 15g，菊花 6g，后下，银花 6g（后下），升麻 6g（后下）。一剂，煮 30 分钟，服二分之一。

9 月 28 日上午 12 时食稀饭一碗，知饥，头痛去，舌苔退。《本草》

言升麻能杀鬼物老精，个人认为升麻能升清阳于巅顶，并解太阳经之邪热，故疗此头痛如神，唯头晕，两日食少故。

9月28日13点40分，又服余药。

9月28日14点25分，体温36.7℃。日又腹泻1次，有汗，头晕。

9月28日晚饭纳增，又服加味理中药粉3粒胶囊。

9月29日纳佳，体温正常，腹泻亦愈。

此症共服药三剂，次日热退。

其同班同学感此，输液一周方才退热，至国庆假毕开学尚咳，数周尚未完全恢复。

濮阳当时疫情记录：

10月30日，张芳珍所在学校又因甲型 H_1N_1 流感再度放假。

之前9月19日濮阳市一高因甲型 H_1N_1 流感放假一周，已放假数次，每次一周。

10月中下旬：濮阳二高、华龙区高中、综合高中、职业中专均因甲型 H_1N_1 流感放假。

按：此病属感寒温病。

温病乃天气异常，不循常令，致人之中气运行不循常度而木火外散，金气收降不足；若体弱或感寒而荣卫被冲开，不能交合，肝木疏泄异常。

《伤寒杂病论》言："温病有三，日春温、日秋温、日冬温。""气不当至而至……冬至后，天应寒而反温，发为温病……冬时应寒而反大温……此由冬不藏精，气失其正。""病春温，其气在上，头痛，咽干，发热，目眩，甚则谵语，脉弦而急。"

彭子言："温病者，人身木火之气偏于疏泄，金气被冲，而失收降之令，水气被泄，而失封藏之能，水不藏则相火益事飞腾，金不收则风木益事泄动。上焦则津液伤而热气冲塞，下焦则相火泄而元气空虚，中焦则中气衰败，交济无能。""虽是人身本气自病，必须感受时令偏于疏泄的大气，引动里气，然后成病耳。"

人身气机的圆运动必须与自然界的大气圆运动保持一致，否则即病。若大气循行常度，个体气机不循常度，或汗出当风，或夜卧当风，则局部荣卫受伤而为普通外感。

若大气的圆运动失其常度，则许多人同病，则为温病，甚则成疫。

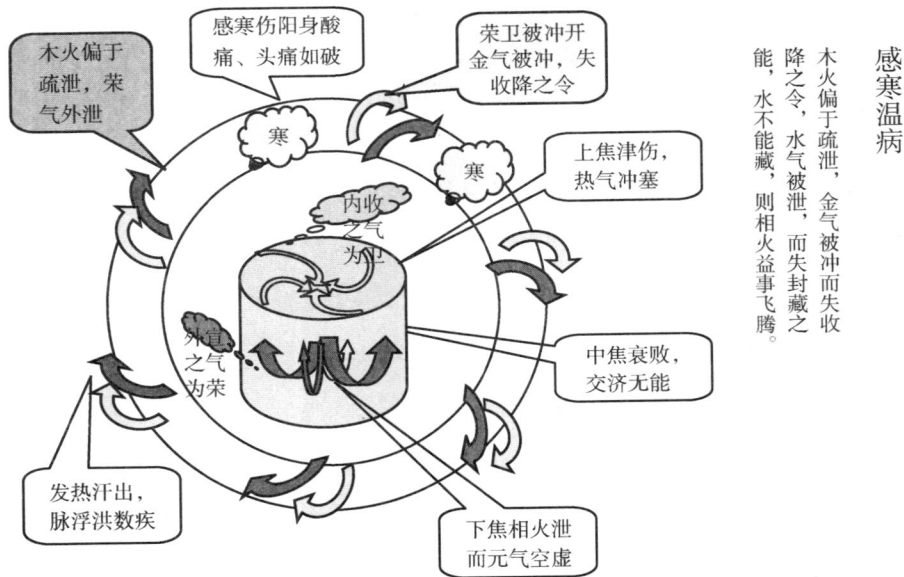

感寒温病

木火偏于疏泄，金气被冲而失收降之令，水气被泄，而失封藏之能，水不能藏，则相火益事飞腾。

此感寒温病，彭子在《温病篇》中有详细论治方法，有"温病忌用燥药、升散药、发汗药、忌下、忌温补"，"温病误用石膏必死"之戒。但他在《两感温病篇》中论及大青龙汤加附子证时，又言"口干而至烦渴，上焦燥热极矣，又非石膏不能回复津液。身痛如被杖，荣卫郁极，非麻黄、桂枝不能调合荣卫。温病而用麻桂，其中必有寒邪也"。

此例治疗中，误用过量石膏，犯了虚虚之戒。石膏性凉，乃肺金之药，张锡纯氏论石膏极详。辨证过程中，以石膏降补金气降相火，但忽略了石膏有寒中败胃之弊，虽服后热退，但引起较重腹泻。

荣卫受冲而不能交合，肝木偏于疏泄，相火不能敛降，外高热而中寒，相火外泄而高热，内寒缘于相火外泄则不足于内。服凉降药尚腹泻，更不可用黄芩等清热或预防。

后来治此高热均未用石膏寒凉之药。

刘永旭，男，5岁，妹之子，平时纳差，体弱。

2009年12月5日，面赤，哭闹，神疲，肢厥如冰，高热39.5℃。诊其脉，浮大躁急。凭脉可知如前例证无异。

处方：乌梅45g，杭芍23g，桂枝10g，炙草30g，晒参15g，五味子15g，黑豆30g，绿豆30g，制附片10g，生姜30g，大枣6枚。煮1小时，分2次服。

下午服1次，热退至37.5℃。

4小时未服药，热势又起，谵语，服药即吐。

处方：乌梅45g，生半夏30g，代赭石30g，白术10g，生山药30g，白扁豆15g，西洋参23g，炙草23g。

服二分之一，呕吐止，体温退至37.5℃。

嘱2小时服药1次，去赭石，连服二剂。痊愈后，食纳大增，身体渐壮。

按：治疗外感病，不可拘日二次或日三次服药。《伤寒论》中对治疗传经之伤寒病时，服药方法明训"凡作汤药，不可避晨夕，觉病须臾，即宜便治，不等早晚，则易愈矣"，"凡发汗，温暖汤药，其方虽言日三服，若病剧不解，当促其间，可半日中尽三服"，"如服一剂，病证犹在，故当复作本汤服之"。

同一时期尚有多例高热，疑似甲型 H$_1$N$_1$ 流感。

时英豪，男，14岁，河南濮阳油田某中学。

2009年11月18日，前二日忽发高热39.8℃，于医院输液两日退热，今热势又起。面赤如朱，纳差，神疲，畏寒，头痛，浑身酸痛思卧，其同学因高热同时请假者数位。

处方：乌梅30g，麻黄6g，西洋参20g，炙草15g，干姜15g，白术15g，生山萸肉30g，五味子6g，制附片15g，桂枝10g，赤芍10g，杭芍20g，升麻6g，生姜15g，大枣6枚。

一服热退，头痛诸症去，面仍有赤色。（此面赤，疑与西药输液有关，见多例疑似甲流高热，输液后均有面赤如朱。）上药又二煎再服。

次日去上学，老师见其面赤，反复测体温正常，讶其退热甚快，问之知服中药，遂抄记其方，重视中药治疗，而其同学多有一两周不能上学者。

李某，男，13岁，河南濮阳，友之子。

于学校高热，头痛，身酸痛，输液2日，热退。面赤如朱，畏寒，纳差，时呕，热又起。

诊其脉，迟弱，时参伍不调，结。

理中汤加减，服之而愈。

附：温病预防之方，可服乌梅三豆饮。

乌梅30g，黑豆30g，黄豆30g，绿豆30g，冰糖30g，煮2小时代茶服。

味酸甜可口，又属食品，无任何副作用，老少皆宜。彭子于《温病篇》论之极详，切勿用寒凉之剂误治此症。

乌梅三豆汤预防温病的意外疗效

——白发转黑，数年高血压症亦愈

2010 年 3 月 16 日，滕老师给我讲了服乌梅白糖汤合三豆饮的一个案例。

2009 年冬，甲型 H_1N_1 流感盛行，我曾给她推荐服乌梅白糖汤合三豆饮，可以预防甲流感。

乌梅、白糖、黑豆、绿豆、黄豆各30g，文火煮 2 小时，日代茶饮。

她又推荐给了许多朋友，其中有一位清华毕业的高老师，男，40 岁左右，耐心服用了 1 个月，初服思睡，常觉困乏，渐精神好，头发转黑，数年之高血压症亦愈。又服至现在已 4 个月，体重由 85kg 减为 80kg，精神甚好，原来脾气暴躁，现在脾气却变温和了，其同事、家人及其本人都觉奇事。

这位老师把此方，至少推荐了 200 位朋友服用。

按：此汤能平肝木之疏泄，收敛相火。

初服时，外散之相火收降，故觉困乏，但此火收藏于命门，元气渐足，故精神好转，头发转黑。高血压症亦属肝木疏泄失常之症，此汤能平木气之疏泄，故血压复常。情志易怒，亦是肝木疏泄之病，故肝木复常，脾气亦转温和。

乌梅白糖汤三豆饮的临证应用

——这些食品如何能治病

温病危重医案一例

黄某某，男，5岁，广东湛江人。

2008年2月1日，我接到湛江张医生的电话，为一位患儿求助。

发病于2007年12月26日，发热，在当地诊所按感冒治疗4次，2008年1月4日，高热昏迷入院治疗，诊为急性粟粒性肺结核、结核性脑膜炎。经退热及抗生素治疗无效，转入另一家医院治疗，降颅压、退热无效。至2008年2月1日，已高热31天，浅昏迷23天，白天37.5℃，夜里10时至次日8时，高热41～42℃，昏迷，抽搐，少量脑积水，已严重手脚变形，病危，劝其转入广州某医院。

其家人已决定放弃治疗，现在旅馆住。

经张医生诊视：现昏迷，抽搐时作，吸氧，插胃管，手脚变形，舌苔黄腻。无汗，大便4日不通。余况不详。

按：根据张医生介绍的情况，我有如下考虑。

一、可能是传染性疾病，应防传染。

二、本属本气自病，屡经清热，阳气、中气大伤，至夜则阴寒之气重逼阳越于外，应固护中气、元气为主。

三、醒神开窍，兼清定上焦之热。

四、通大便以泄邪热。

五、邪热闭阻阴阳交通之路，少阳及阳明、太阳同病，内则少阴与厥阴同病。

拟乌梅汤三豆饮顾中气，四逆汤回阳，麝香牛黄熊胆醒神开窍，泻心汤用麻沸汤浸取清气以清上焦之热防伤中下焦，大柴胡以清少阳之邪热。

处方一：乌梅 30g，黑豆 30g，黄豆 30g，绿豆 30g，炙草 15g，枳实 15g（后），桔梗 15g，川尖贝 15g（捣），知母 30g，柴胡 45g，生地 30g，鳖甲 30g，生山萸肉 30g，干姜 30g，生附子 10g，高丽参 10g（冲）。加水 2500ml，文火煮 2 小时取 150ml，3 小时 1 次，日夜连服，二剂。

处方二：牛黄 1g，麝香 1g，熊胆 1g，粉冲，24 小时至 36 小时服完，一剂。

处方三：大黄 30g，黄芩 30g，水浸半小时，煮开 2 分钟，取 50ml，分 2 次服，一剂。

先同服第一、第二方，服 2 小时后，再服 1 次第三方，得大便止后服。

2008 年 2 月 2 日 9 时来电：2 月 1 日，服第一、第二方后 2 小时，睁眼看人。中午有意识张嘴。

第三方服 1 次下午泻大便 2 次，今（2 月 2 日）早上有 1 次成形大便。

晚上发热，体温 39.9℃，时间变短，头部有微汗，抽搐减弱。

前方又服 1 日，2 月 3 日电话告知：昨（2 月 2 日）夜 1 点前未发热，1 点至晨 4 点，40.3℃，头颈部有汗，有轻微抽搐。今日（2 月 3 日）7 时退热至 38.5℃。

睁眼次数较多，能听懂父母讲话，能配合吃药，并能吃流食。睡中咬牙切齿之现象消失，早上有 1 次成形大便。

处方：乌梅 30g，薄荷 5g（后五分下），三豆各 30g，炙草 15g，枳实 15g，桔梗 15g，川尖贝 10g，生附子 10g，干姜 30g，生山萸肉 30g，高丽参 10g（冲），麻黄 7g，辽细辛 23g（后十分下），生半夏 45g，生姜 45g，止痉散 6～3，牛黄 1g，麝香 1g，熊胆 1g，粉冲 48 小时服完。

2008 年 2 月 4 日 8 点半来电：昨天（2 月 3 日）已神志清醒，中午已去除胃管，能自己进食，食纳增加。下午张医生为其拍照时，他正在看电视。

夜里 1 点多开始发热，体温 39.9℃，时有轻微抽搐，头部、颈部有汗，至今（2 月 4 日）早上 8 点退至 38℃。

今早精神食纳大增，进粥一碗。

守方，一剂。

2 月 6 日，接到电话：2 月 7 日夜体温 38.6℃，6 日晨 6 时至 8 时，38.5～39℃，方中去枳实、川尖贝、桔梗。

2 月 7 日 8 点 40 分，接到电话：凌晨 2 点开始发热 40.2℃，无抽搐。3 点时 37℃，5 点时 38.2℃。头部出汗、颈部出汗如蒸汽。方中加桂枝 23g，杭芍 46g，生姜 23g，大枣 6 枚，一剂。

按：意在用芍药甘草汤酸甘化阴以缓解手脚拘挛。

2 月 8 日，手脚拘挛有较大缓解，持续好转。凌晨 1 点时，39.9℃，其他时间 37.7℃，药减量。

（此例一直未能面诊，后失去联系，病情又恶化。）

按：彭子以"乌梅白糖汤、三豆饮"为治温病的良方，开始有些疑惑，这些食品如何能治病？

我的一位嫂子现 45 岁，给我讲她的一段病史：20 岁时于部队服役，患高热，20 余日不退，青霉素用了很大量亦不能退热，几近昏迷，惊搐。忽思食西红柿，季节值西红柿尚青，味极酸，食两枚，不料高热忽退，众人惊奇不已。此温病相火外散而发高热，虽 20 余日亦属相火浮游在外，酸味能收敛相火故热退。

我故乡河南濮阳亦有食酸汤面叶治感冒发热之方法，与彭子酸收相火之理相合。

由此想到乌梅白糖汤治温病高热之理不虚也，彭子治病之圆运动理论非常精妙，故能化腐朽为神奇，以寻常食物之性味为药而能消病于无形。

以之治冬春外感发热，用乌梅白糖三豆汤合方加绿茶、薄荷，效甚佳，特别适用小儿。若咳加杏仁、炙冬花。

2010 年 3 月 28 日，安某，女，13 岁，北京人。

外感 3 日，恶寒无汗，发热咽痛暗哑，乏力疲累嗜卧，咳有黄痰，不易咯出，不思食。脉数模糊，舌尖赤，苔白。

处方：乌梅 30g，黑豆 30g，黄豆 30g，绿豆 30g，冰糖 30g，银花 10g（后），连翘 10g，桔梗 15g，生甘草 23g，麻黄 10g，薄荷 10g（后），生姜 45g（切）。

服后温覆取汗。服一剂后，次日早诸症痊愈，唯稍咽痛。

汗出当风外感高热

2009 年 4 月 23 日，张某，男，15 岁，白天体育考试，出汗甚多，当风脱衣消汗，感冒风寒，身痛发热。

电话嘱：乌梅、三豆各 30g，生姜 45g（切），带须葱白 4 茎，红糖一把。服后覆杯取汗，高热立退，次日正常参加考试。

人流术后高热一例

——甘温能除大热

刘女士，27 岁，北京人。

2010 年 4 月 18 日，孕 3 月，因胎不长而人流术后 3 日，高热 39℃以上，恶寒甚，头痛，面色萎黄，舌苔黄厚腻，脉虚数疾，两寸浮，尺紧。

处方：晒参 30g，制黑附片 30g，姜炭 30g，炙草 30g，生龙牡各 30g，乌梅 30g，益母草 30g，生山萸肉 60g，红糖 30g，生姜 45g，葱白 4 茎。三剂。加水 2000ml，文火煮 70 分钟，余 300ml，分 3 次服，一日夜尽两剂。

服一顿即热退。三剂服完，纳增，厚腻苔退，精神体力增加，已能自由活动。

按：此例高热证，属于中气元气本虚，手术又伤元气，更虚，又感寒邪。

孕 3 月胎不长，当属元气虚甚，下元有寒，当有嗜食寒凉等与养生相违之习惯，问之果然，且孕后厌食，更嗜冰及各种冰冻饮料，长期作息无规律，夜子丑时不睡。人身之元气，在子丑时化生补充最快，若子丑不睡，纵白日睡眠时间多于夜晚，亦不能补充元气，故为养生之戒。

元气虚，下元虚寒，子宫如同冰窟，胎元如何能长？

元气中气虚，则中气运旋迟滞，脾胃运化迟缓，故纳差。

手术又伤元气，致中气虚甚，面萎黄。中气虚，则在上之火不能下降而发热，又感寒邪，荣卫被郁而高热39℃以上，头痛。

　　治之当以温补中气，补下焦阳气，以收纳外越之相火。中气复则运旋灵活，在上之相火能降藏，故高热退。中气复则食纳增加，舌厚腻苔亦退。

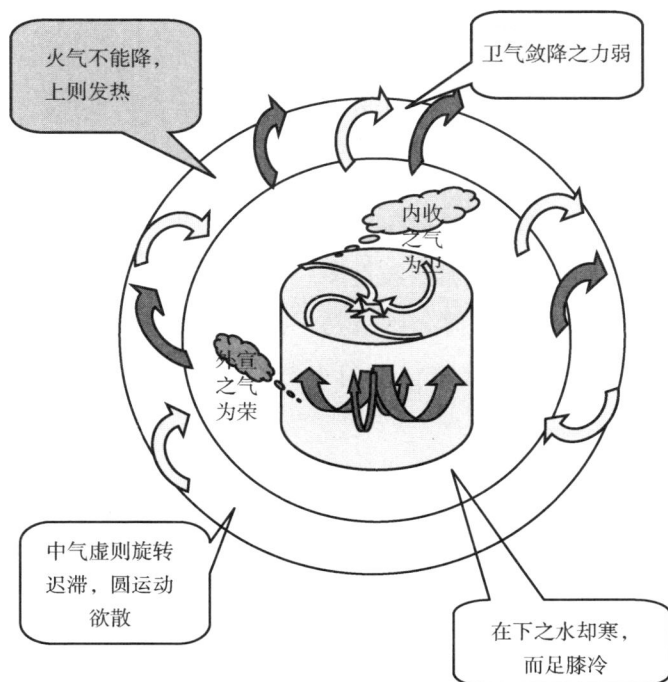

中气虚畏寒发热

中气虚则运旋无力，在上之火不能降，而发热。在下之命火弱，则畏寒甚。症见体弱、乏力，倦怠思卧，面热而足膝如冰。

火气不能降，上则发热

卫气敛降之力弱

内收之气为卫

外宣之气为荣

中气虚则旋转迟滞，圆运动欲散

在下之水却寒，而足膝冷

　　故治之以甘温而能除大热。

圆运动的脾胃运化原理
——胃气右旋而降，脾气左旋而升，形如"石磨"

脾胃运化的生理

中气寄于脾胃中焦，人身感大气造化之土气而生脾胃。脾胃是人的后天之本，运化五谷而营养五脏六腑四肢百骸。

中气运旋，然后有脾土升胃土降，脾胃乃一身气机升降之总枢。

中气运旋之漩涡，即是胃之降机，命门火与相火，即是脾土升之动力。

胃气右旋而降，脾气左旋而升，升降旋运其形如"石磨"，五谷在"磨"中而化为精微。精微之清者升，浊者降，渣滓归大肠传送而出。

胃与小肠大肠中无处不有升降运化之气机，故亦属于脾胃，故言脾胃非指解剖学之脾和胃。

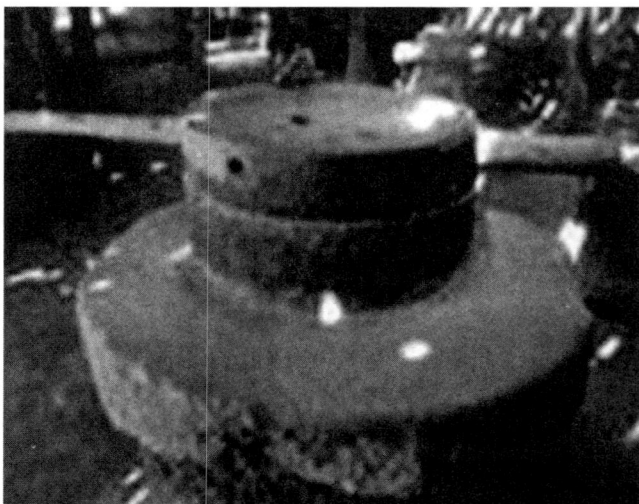

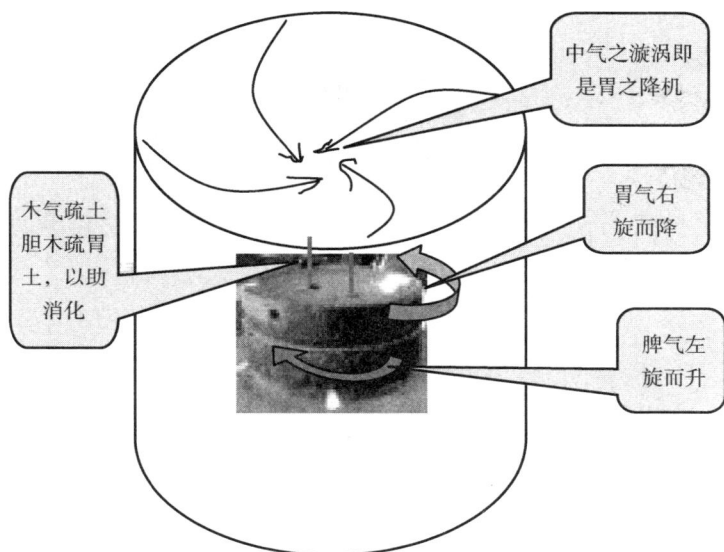

中气之漩涡即是胃之降机
木气疏土胆木疏胃土，以助消化
胃气右旋而降
脾气左旋而升

脾胃磨化五谷

脾胃之气升降运旋，磨化五谷。

五谷由天地之气造化所成，散则为气，聚则成形，五谷生长之季节，地理之南北不同，其所聚之气味亦不同，五谷所含天地之气味即是营养。

五谷入胃，脾胃磨化之，由胃顺传小肠大肠，由清至浊渐次析出四气、五味之精微，气清者上，味重浊者下，各趋其道。

谷气清，清者上归肺，由肺敷布至全身，补充一身之阳气。饮食入口即有谷气上归于肺，清轻之气于胃肠渐次析出。

谷味重，由胃肠磨化成精微输于脾，入血脉，濡养四肢百骸五脏六腑之阴。

脾胃运化五谷，人体四维之气得到补充，即是脾胃化生中气。运化后极重浊之渣滓下趋魄门，排出体外。

脾胃磨化五谷之时，尚需由相火腐熟水谷，所谓中焦如沤，胃如釜，相火在釜下以熟五谷。

脾胃病的病因

一、饮食不节

"饥食自倍，脾胃乃伤"，或饥饱不时，暴饮暴食，脾胃之负荷过重，乃伤脾胃。

二、过食难化之食

过食油腻，黏腻难化之食，则脾胃受伤，如同坚硬之物能伤石磨之齿。

其"磨"损，化出之精微者少，粗者多，脾运之入血，因其粗而不能被身体吸收，则血中为浊。

三、过食寒凉

寒凉之食入脾胃，生湿，滞腻脾胃之"磨"，不能正常磨化五谷，或寒凉伤损脾胃之阳甚或肾中之阳，"磨"运旋过缓，运化迟滞不能消谷引食或食入化艰，寒凉伤脾胃之阳，阳气弱则不能腐熟五谷，故化艰。

四、相火不足于下，则五谷不能腐熟

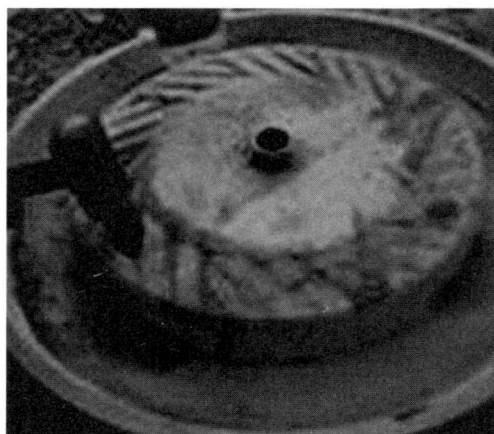

胃经不降痞胀

——运旋中气降胃气

杨某某，男，70 岁，北京人。

2009 年 12 月 29 日，一诊：胃脘胀多年，西医诊断为萎缩性胃炎，肠化。渐加重，近增呃逆连连，已二十多日，纳尚可。

面色萎黄，目黯，唇淡白，舌胖紫中裂，便秘，盗汗。

自述胃脘堵胀，肝硬化腹水病史，一度病危，服中药治愈多年未发。

脉诊：右寸濡缓，右关大而紧，尺沉弱，左寸缓，左关细，尺弱。

胃土不降。

处方：生半夏 30g，砂仁米 15g（后十分下），炙草 30g，生山药 30g，厚朴 15g（后十分下），生白术 45g，干姜 23g，制黑附片 30g，党参 30g，阿胶 9g（烊化）。加水 2000ml，文火煮 1 小时，余 300ml，日分 3 次服。七剂。

按：面色萎黄，唇淡白，脾虚之色。

目黯，脾肾有寒。

舌胖紫中裂，脾湿气滞。

盗汗，中气虚，金气敛降之力弱。

胃经不降则噫痞胀满，呃逆。中气寄于中焦脾胃，中气之漩涡即是胃气下降之动力，中气虚则胃之降力不足。

2010 年 1 月 12 日二诊：胃脘堵胀感已去，偶有呃逆，大便日 2 ~ 3 次。

脉诊：右寸濡缓，右关细，尺弱，左寸缓，左关细，尺弱。

守方加党参至45g，陈皮3g，七剂。

2010年3月4日，呃逆已去，纳可，舌淡赤，苔薄白，中裂几愈，便秘已去，共服药二十一剂，已停药月余。自述已无不适，唯许多年来经常叹气的症状依然存在。

按：呼、笑、歌、哭、呻为五脏五志外发之声，肝声呼，"呼"即是"怒吼"。

脾秉土气而居升浮降沉之中，中气抑郁不舒，则病"歌"，"歌"即是叹气。"唱叹"是脾气不舒，无奈之声，唉声叹气，并不是指唱歌，从未见到有脾气不舒，情志郁结而喜欢唱歌者。

降胃须运旋中气，故以理中汤运中气之轴。生半夏能降胃经燥土湿，砂仁能旋降胃气。

附子温下元阳气，助脾土之升，脾胃乃一圆运动，脾能升胃方能降。

因患者脉弦细，有肝病史，木有枯象，故用阿胶以润之。

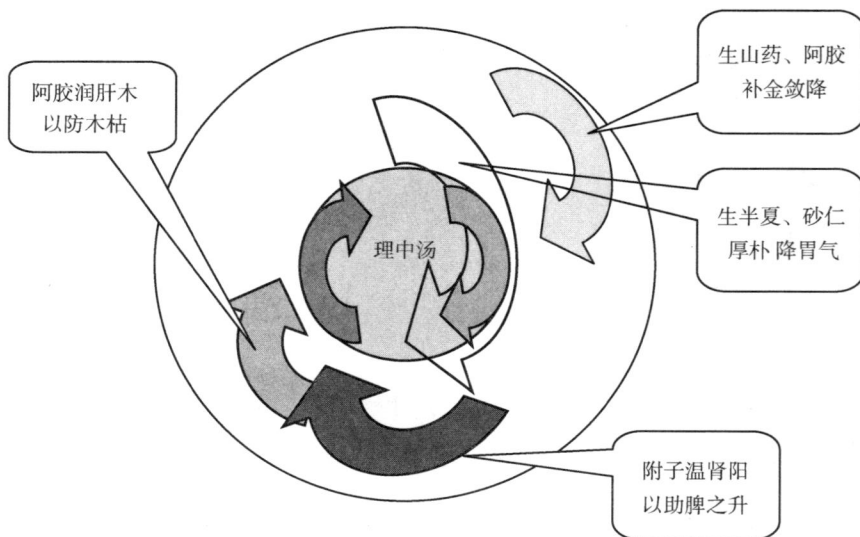

胃不和则寐不安

——不用安神之药而取效

魏某某，男，63岁，北京人。

2010年3月26日一诊：寐艰，几不能成寐。西医诊断为萎缩性胃炎4年，纳差。

自述：曾服安神类中药两月，如首乌藤、合欢、枣仁等味，无丝毫效果，现服安眠药方能入睡，苦恼不可名状，脘胀，二便调。

面色萎黄，瘦，颧有褐斑，精神可，舌淡苔腻剥。

脉诊：左寸弦上，左关尺弦硬，右三部脉弦细。

处方：生半夏30g，炒三仙各10g，干姜23g，炙草15g，生白术23g，党参30g，制黑附片23g，阿胶9g（烊化）。七剂。

加水2000ml文火煮1小时，余300ml，日分3次服。

服药七剂后电话告知，服中药时即停用安眠药，一剂睡眠好转，七剂服完，已能安睡，食纳好转。

2010年3月31日，二诊：睡眠佳，原脘胀已去，脉仍弦细。守方加生山药30g。

按：此症不寐，并不用安神之药而取效甚速。病因在脾胃，"胃不和则寐不安"。阳气入阴乃能成寐，心肾水火交济方能熟睡，胃乃心肾交济，阳气入阴之枢机，胃不和，则阴阳不能交济故不寐。生半夏能降胃经胆经，能引阳入阴，土中伏火，《内经》中古方半夏秫米汤治不寐，能覆杯而效。

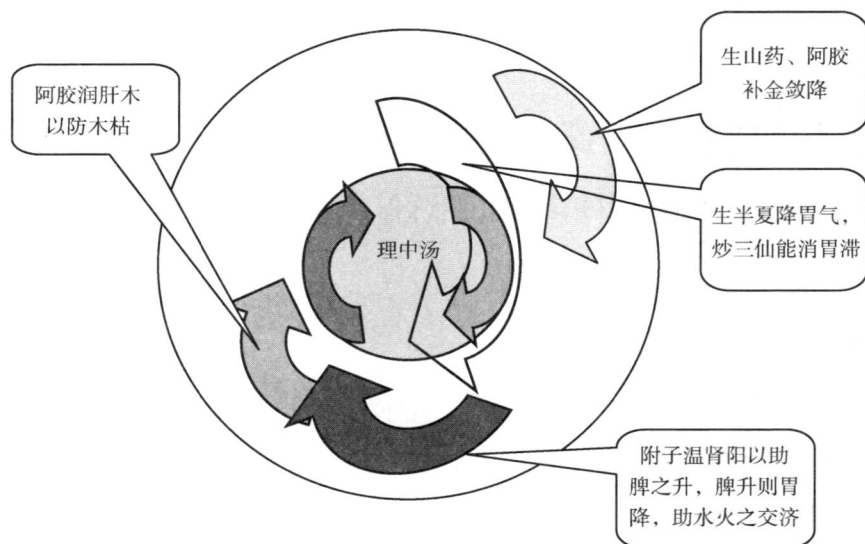

阿胶润肝木
以防木枯

生山药、阿胶
补金敛降

理中汤

生半夏降胃气，
炒三仙能消胃滞

附子温肾阳以助
脾之升，脾升则胃
降，助水火之交济

脉弦硬乃木气不润之象，故加阿胶以润木。

抑郁不寐，冲气上干，木土不和

——便燥三年，心情抑郁，疑虑重重

赵某某，女，41 岁，山西人。

2008 年 1 月 28 日，便燥 3 年，服增液汤及大黄等，停药则复燥秘如故。

自述 35 岁时，因病住院，后遗嗳气，时气逆上撞心，自服速效救心丸以缓解之，持续至今，心情抑郁，疑虑重重。

舌胖大，苔中剥，嗳气。近焦虑，烦躁，几不成寐。

处方：党参 60g，白术 45g，云苓 45g，木香 10g（后），砂仁 10g（后），生半夏 45g，炙草 30g，桂枝 25g，杭芍 45g，干姜 45g，生姜 45g（切）。三剂。

加水 1500ml，文火煮 40 分钟，余 300ml，日分 3 次服。

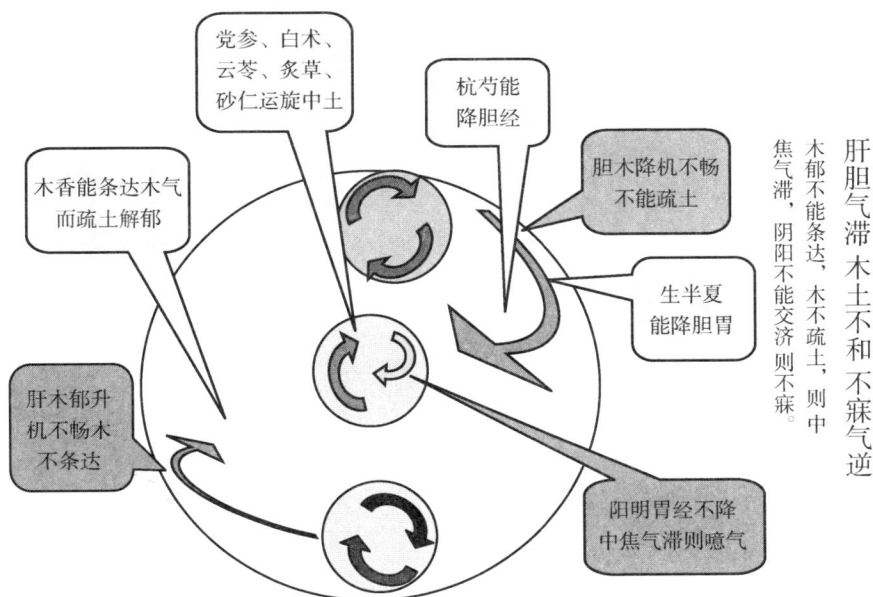

党参、白术、云苓、炙草、砂仁运旋中土

杭芍能降胆经

木香能条达木气而疏土解郁

胆木降机不畅不能疏土

生半夏能降胆胃

肝木郁升机不畅木不条达

阳明胃经不降中焦气滞则嗳气

肝胆气滞 木土不和 不寐气逆

木郁不能条达，木不疏土，则中焦气滞，阴阳不能交济则不寐。

服药二剂，早起 4 时即能畅快如厕，矢气频转。

2008 年 2 月 1 日，大便已日一行，睡眠好转，偶有冲气上干。两关脉弦，守方，加炒三仙各 10g，川牛膝 30g，柴胡 15g。三剂。

服后即能安睡。电话嘱守方续服七剂。

按：两关弦，木气郁，李建西师兄言与情志有极大关系，使我很受启发。情志病，须一边服药，一边调节情绪，方能彻底治愈。

大便秘结梗阻一例

——重症危象，急救元气

刘某某，女，90岁，河南濮阳人。

2009年6月8日，面色萎黄，唇淡白无华，舌淡无华，苔腻剥。双腿股骨骨折，卧床3年，不能起坐，患再生障碍性贫血多年。近日纳极差，几不能食，日仅食香蕉半段，但欲寐，自觉燥热，昼夜吹风扇。大便秘，七八日一行，极艰，矢燥坚如羊粪。诊其脉单弦无胃，两尺极弱，下三部唯趺阳脉可见。老年人见此脉，危！急救胃气肾气，冀能服药进食。

处方：生白术30g，干姜23g，人参15g，炙草30g，焦三仙各15g，制附片15g，菟丝子30g，沙苑子30g，砂仁10g，油桂10g，生山萸肉60g。

服一剂后，知饥索食，得畅1次大便，三剂后食纳大增。

诊其脉略有缓意，下三部仍仅有趺阳脉可见。嘱其继续服药，尚未脱险。但其畏药苦，执意不肯服药，数日后纳渐减，不得大便。

2009年6月23日，又电话求助：言已不得大便14日，腹憋胀痛难忍，不转矢气，腹大高出胸际，不得纳水谷3日，服果导片3日，日数片不得下，又服增液汤无效。曾求医数处，均因年已九旬而遭婉辞，已属危重生死关头，问还有何办法？

按：病人如此高年，况不能食3日，若灌肠恐危险极大而不肯去医院。前数日一七旬翁患此，灌肠后十数日去世。

若亦规避风险辞以不治，于愿有违，恩师李可先生明训"要一心赴救不计个人得失"。

此危重之脉象，本元气大虚，标则胀急甚，急则治标，只有速下一途，但承气汤极伤正气不可用，思之，唯张锡纯氏硝菔通结汤可用，急下而不伤正。恩师李可先生所著《李可老中医急危重症疑难病经验专辑》中有多例硝菔通结汤应用经验，恩师称此方"其软坚润下通便之功甚著，且无伤正之弊，虚人、老人之肠梗阻用之最宜"。

处方：白萝卜1个，分批煮取浓汁300ml，入元明粉10g，分3次服。

第1次服后2小时，若不得大便，可再服1次。若得泻下，可急服备用方。恩师李可先生所创破格救心汤平剂量，1剂，先煎备用。因为老人元气本虚，若得泻下，恐元气虚脱，故以破格救心汤继其后，固纳元气。

处方：制黑附片30g，干姜30g，炙草30g，高丽参30g，生龙牡各30g，磁石30g，生山萸肉60g。文火煮半小时，余300ml，备用。

是夜12时，接到其家属电话，言病人已泻3次，害怕出意外，要我马上过去，我告诉她们速服备用药。赶到才知，她有病恨药，傍晚服第1次后1小时，仅有腹痛肠鸣，未有大便，把余下药全部服下，而且买的元明粉是15g，已全部放入，言至11时左右，泻下大便结块一大铁锨，之后又泻2次。

嘱其顿服备用药，30分钟后得转矢气，知无大碍。其家人不放心坚持送医院，我嘱其即使去医院也要继续服中药。配煎中药一剂，亲自送到医院，监督其服药，至凌晨3时，矢气频转，夹有少量沫样便（此排寒气下行之反应），口唇由黯转略红润，至天亮，知饥，食米粥一碗，我方才离去，嘱其最好马上出院。

患者中午11时出院，继续服中药，5日服完三剂，纳佳，大便正常，脉象亦好转。服中成药桂附地黄丸善后。

2009年9月初，其女电话告知，后食纳大增，身体日渐康复，现已能扶杖走动。

三年失眠，胆经不降，相火上逆
——子时发热，上热下寒

贺某某，男，23岁，河南人。

2008年6月29日，失眠3年，晚上12时肩背发热，出汗，视力下降视物模糊，体右侧畏风，纳差，时觉脐下有热气上冲。

三年前曾患过敏性紫癜，过用激素，西医检查为肾肝功能不正常。

面赤如妆，舌淡紫，中裂而润。

脉诊右脉弦滑数，左弦细。

胆经不降，有热。

半夏秫米汤合小建中汤。

处方：桂枝45g，杭芍90g，炙草45g，生半夏45g，秫米45g（包），生姜45g，大枣12枚，饴糖100g。三剂。

加水1000ml，煮取300ml，午晚分两次服。

当日服后即能入睡。

按：胆经有热，况年少血气皆盛，以小建中汤降胆经。

晚上12时，子时与胆经相应，胆经不降，则子时发热、汗出。胆不降火气上逆，则病上热，而下却寒，肾中阳弱，且不降不能成寐。子丑时熟睡，化生元气最速，长期不寐，则元气不足。肾水虚则肝木不得涵养，故视物模糊。

胆经不降，中气圆运动偏颇，是治下元之虚还是降胆经相火？

思路是直接运轮，降胆经相火。因为下元之虚是由于胆经不降，胆经能降，则下元之虚渐渐恢复。

彭子以小建中汤为治虚损第一方。

在应用中，若胆经有热不降者，用之效如桴鼓，但若中气虚寒，白芍量大不宜。

脐下有热气上冲者，肾水不足，下元不固。下元为气之根，元气虚则冲气上逆，甚则形成奔豚气。

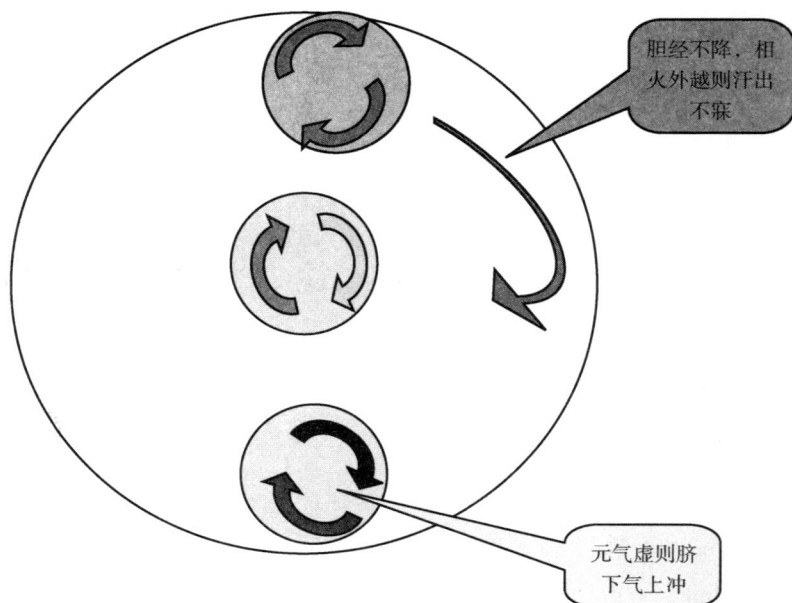

胆经不降，相火外越则汗出不寐

元气虚则脐下气上冲

胆经不降相火外越

脾经不升，下利清谷

——便溏腹泻四十年，久治不愈

吴某某，男，59岁，河南濮阳人。

2009年6月30日，便溏腹泻40年，久治不愈，现每日腹泻3～4次，脘胀，纳凉则泻加重，时下清谷，时觉疲累。

面色黧黑，唇紫，舌胖嫩、深裂、齿痕，苔厚腐腻。

脉濡迟，左寸浮濡，关尺浮、弦大搏指，尺弱，右寸浮濡，关弦涩、尺紧。

此中气、元气虚，脾土寒湿，故化艰利清谷，脾土寒湿则升机不畅，清浊不泌而腹泻。

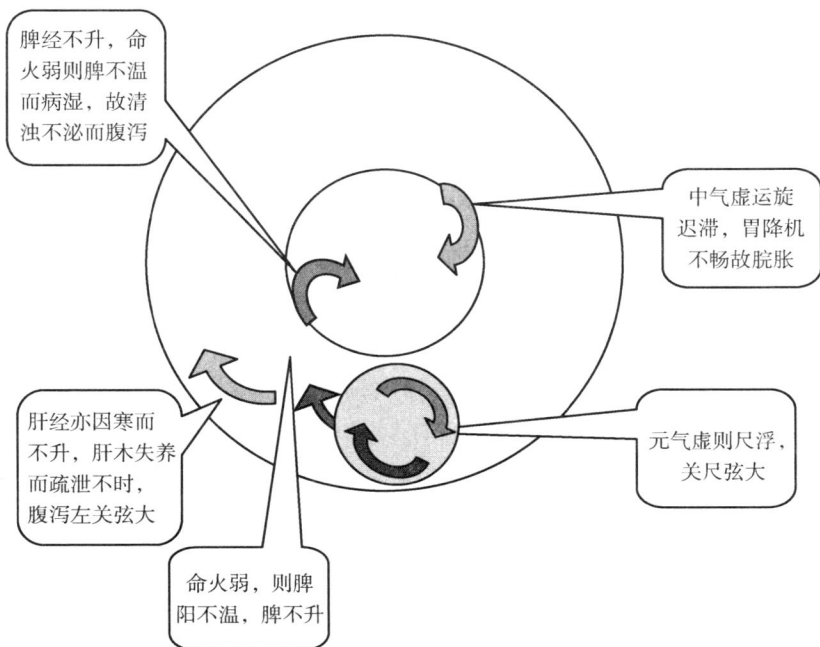

脾经不升，命火弱则脾不温而病湿，故清浊不泌而腹泻

中气虚运旋迟滞，胃降机不畅故脘胀

脾经不升 腹泻

肝经亦因寒而不升，肝木失养而疏泄不时，腹泻左关弦大

元气虚则尺浮，关尺弦大

命火弱，则脾阳不温，脾不升

53

治宜温升脾土，温补命火。

处方：制天雄 45g，干姜 45g，生白术 45g，炙草 45g，云苓 45g，油桂 5g（冲服），砂仁 10g。十剂。

之后失去联系，直至 2010 年 1 月 17 日，又见到患者，知服药十剂，腹泻已愈。现有口干、多黏涎。

面色黯，唇紫，舌苔白厚腐。

左寸濡缓，关尺浮大，右寸濡缓，关尺紧细，尺弱。

中下寒湿。

处方：制天雄 45g，干姜 45g，生白术 45g，炙甘草 45g，云苓 45g，苍术 15g，生半夏 30g，砂仁 10g，炒三仙各 10g，生山萸肉 30g，枸杞 30g，酒菟丝 30g，淫羊藿 30g，盐骨脂 30g，生姜 45g（切）。加水 2000ml，文火煮 90 分钟，余 300ml，日分三次服。二十剂。

2010 年 4 月 9 日，口干，紧张劳累则欲呕、吐黏涎。

左寸弱，关弱，尺浮，右脉缓和，关稍大。舌苔厚腻。

元气虚，胃降机不畅。

处方：生半夏 30g，厚朴 10g，枳实 10g，怀牛膝 30g，五灵脂 18g，党参 30g，生白术 30g，云苓 23g，乌梅 30g，枸杞 30g，酒菟丝 30g，淫羊藿 30g，盐骨脂 30g，生姜 45g（切）。加水 1500ml，文火煮 40 分钟，余 300ml，日分 3 次服。七剂。

按：紧张劳累则欲呕，属冲气上逆。冲气之所以上逆，因为下元肾气虚，肾为气之根，虚则不能纳气。尺沉为平脉，尺浮为元气虚。

肝经不升痔下血

——培补中气，以助运旋之力

郭某某，女，37 岁，山西人。

2009 年 1 月 1 日，肛燥裂，痔，痛不能坐卧，下血甚多。

处方：当归 50g，肉苁蓉 45g，黄芩炭 30g，槐实炭 30g，党参 60g，桂枝 45g，丹皮 23g，杏仁 15g，灶心土 45g。三剂。

服二剂后肿消痛止，三剂愈。

按：此属肝经升机不畅，反而下陷，故痔，下血。

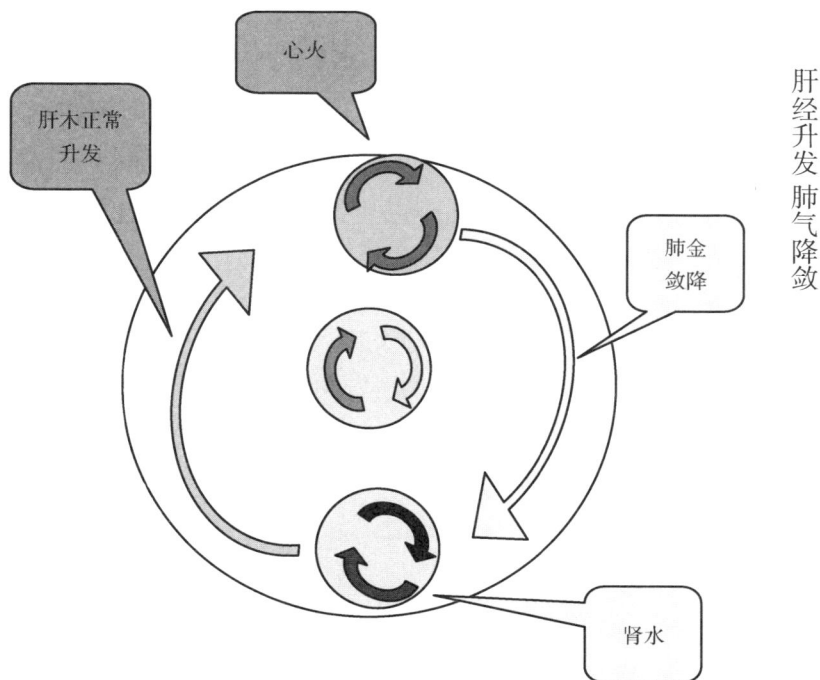

心火

肝木正常升发

肺金敛降

肾水

肝经升发 肺气降敛

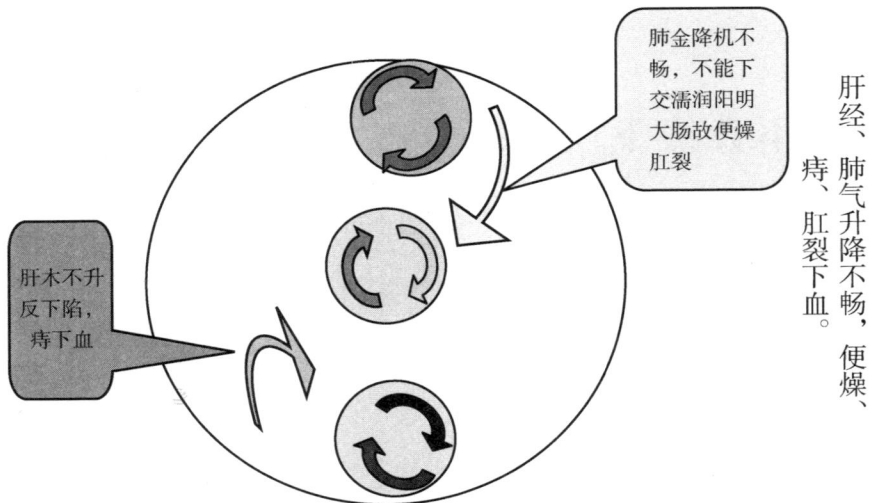

肺金降机不畅，不能下交濡润阳明大肠故便燥肛裂

肝木不升反下陷，痔下血

肝经、肺气升降不畅，便燥、痔、肛裂下血。

　　肺经与大肠经为表里，肺经降机不畅，则病燥，气津不能濡润在下之阳明大肠，故便燥肛裂。

　　用桂枝能升发肝木，当归能润木。肉苁蓉补肝肾，润大肠。党参补中气，以助运旋之力，使下陷者复升。黄芩炭、槐实炭止血而清降肺金，清大肠之邪热。杏仁润肺而降，使气津下濡阳明大肠，此病在下者取之上之意。灶心土，又名伏龙肝，补土伏火之意。丹皮能清下焦邪热。

肝木气郁疏泄失常

——中气运旋无力，相火不能下降

自汗盗汗轰热寐不安，便艰

杨某某，男，44 岁，北京人。

2009 年 8 月 18 日刻诊：面色晦暗，鼻准赤，自汗、盗汗数年，畏寒。近多汗轰热反畏热，掌心热，脚心热，溲秽，寐不安。西医检查为肝血管瘤，不能右侧卧寐，大便艰数年。

病史：2008 年 5 月因"易出汗，咽喉炎，肩周、颈椎不适，肝良性血管瘤 1～2cm，多年便艰，小腿部发凉，腰酸，脚趾甲裂纹，睡眠不好，易怒，心情抑郁，有时干咳，眼干常有红丝"，曾服过大剂四逆汤 10 日，睡眠变差几不能寐，出汗更多，每日盗汗严重，衣被皆湿，情绪抑郁烦躁。辗转又于安徽服中药 3 月，汗稍敛，其他症仍如前，从此不敢随意相信中医，不敢再服中药。

脉诊：脉数，左寸弦细上，关弦，尺浮弦细，右寸浮弱，关弦细略搏指，尺浮弱。

断为：肝木疏泄失常，致相火逆冲肺金，不能降藏，下元虚寒。

2009 年 10 月 9 日又求诊，决定服药。

望诊：瘦，面色晦黯如蒙尘，鼻准赤，舌淡润，苔薄白。

主诉：右胁时有不适，食欲不佳，不知饿。汗，掌心热，其他症如前。

诊其脉：左寸弦细，斜上，左关皆弦细，左尺浮弦细，弱，右寸细，无力，关弦细如刃，尺弱。

按：整体脉弱，中气虚。

脉弦主肝木气郁，弦细如刃则是木气郁久结滞。

右寸弱，肺金敛降力不足，故干咳，致相火不能下降，为自汗，盗汗，咽炎，火不能降故右尺弱——命门火弱，小腿觉凉。

诊为中气虚，肺金虚不能降藏相火，下焦虚寒，肝木疏泄失常。

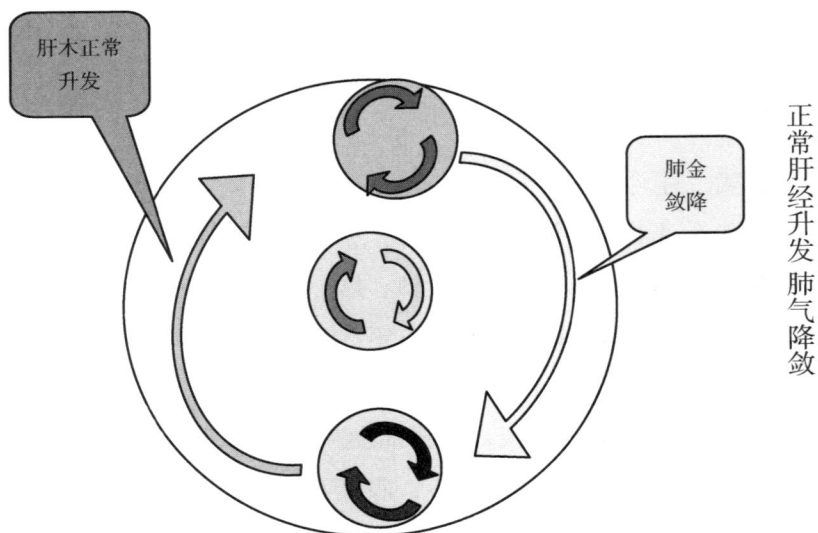

处方：百合 15g，五味子 6g，杏仁 15g，生山药 30g，云苓 30g，熟地 30g，胡芦巴 30g，巴戟天 30g，炙草 15g，制附片 15g，西洋参 15g，炙紫冬各 10g。

此方服三剂，汗敛，精力好转。

2009 年 10 月 11 日，咳已止，去杏仁、冬花。

处方：百合 10g，五味子 6g，生山药 30g，云苓 30g，熟地 30g，胡芦巴 30g，巴戟天 30g，炙草 15g，制附片 15g，西洋参 15g，炙紫菀 10g，砂仁 10g（后下），生白术 23g。

按：中气虚则运旋无力，相火不能下降，故补运中气，加白术、砂仁。

心火与小肠丙火不合，汗出便艰

中气弱 不能交济水火，寐艰

肝木郁疏泄失常易怒甚则有形之积

肺金虚不能降敛相火

肾水虚寒腰酸腿凉

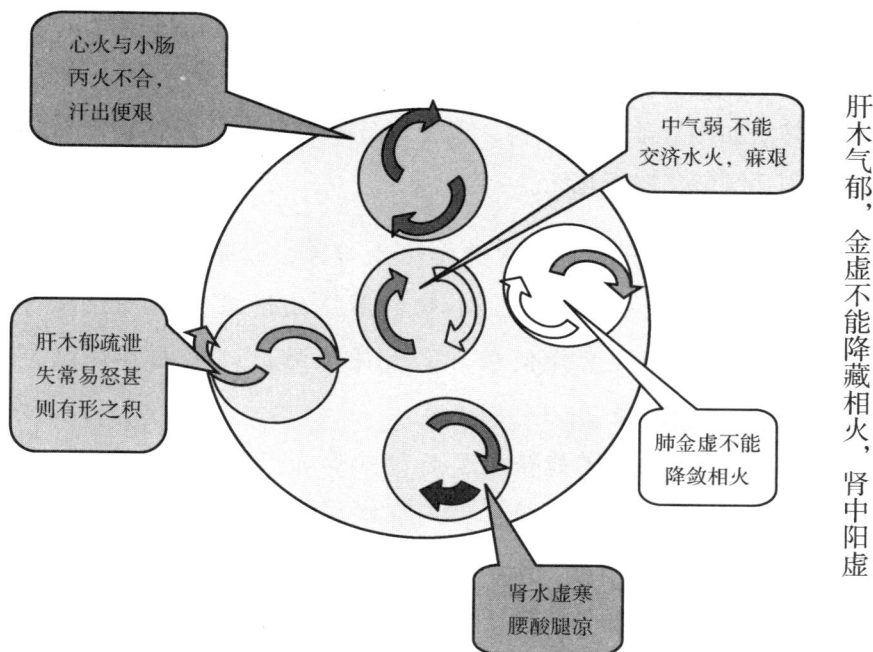

肝木气郁，金虚不能降藏相火，肾中阳虚

此方服三剂，汗已敛，仅早 4 时至 6 时稍有汗。精力好转，唯大便不畅如故。

2009 年 11 月 23 日，三诊：瘦，面色晦略退，鼻准微赤，舌淡苔薄白。左寸弦细斜上，关弦细沉弱，尺沉缓。右寸沉弱，欠滑利，关弦浮弱，尺沉弱（两尺已沉敛）。

按：两尺脉已沉，表明阳气已能藏降，阳气能藏故出汗大减，但两尺仍弱，表明下焦元气仍不足。

左寸脉弦细斜上，乃木气乘火，心丁火与小肠丙火不和。

手太阳小肠经循行部位皆酸痛，肩胛酸痛，大便不畅，艰而不干燥，故责在小肠而不在大肠。

诊为丙火乙木不和。

处方：炙紫冬各 10g，炙草 30g，天花粉 10g，丹皮 10g，赤芍 15g，淫羊藿 30g，片姜黄 10g，巴戟天 30g，当归 15g，熟地 30g，五味子

59

10g。三剂。

服三剂后腹中鸣响，大便艰好转，原来每早须吸气，饮水，站桩，半小时几次如厕方能解下大便，现在每日早站桩十几分钟即能解出大便。胁不适缓解，盗汗几无。

按：肝木郁而不能正常升发化生心火，心不生喜乐。

小肠受肝木之疏泄不畅，小肠气滞，故便艰，小肠经循行部位肩胛酸痛。若因大肠燥便艰，必大便燥结，此大便不燥结，不溏泻，故与大肠无关。

木不疏土则脾土不能伏火，故脾热鼻赤。

相火不降，不能下交肾水，而寐艰。

相火上炎则口干渴，头颈部汗多，时心中烦躁，胸闷。

相火不降，则命火弱，下肢冷。

心包不降，则掌心热，心烦热。

相火不降则肾阳弱不能温煦肝木，故脉弦细而郁结，成有形之积——肝血管瘤。

2009年11月27日，已服三剂，盗汗早已止，胁已无不适，大便较前通畅，但仍有便艰。

处方：炙紫冬各10g，炙草30g，天花粉10g，丹皮10g，赤芍15g，淫羊藿30g，片姜黄10g，巴戟天30g，当归15g，熟地30g，鹿角霜30g，五味子10g，姜炭5g，菟丝子30g。三剂。

此方又服三剂，停药。盗汗已止，五心热得退，眠转佳。大便日二行，较畅。

2009年12月26日，前方共服六剂，诸症好转，停药后大便稍有不畅。培补下焦元气，元气充足则自能修复诸症，服固本散每日2g。

面色转荣，瘦。偶有情志不舒，时有消极情绪。

冬至前4日，手掌心、脚心已不燥热，腿凉已有很大改善，若不去户外，已无凉感，睡眠转深。

按：相火能降能藏，自然化生肾阳，命门火渐渐充足，腿脚转温。

2010 年 1 月 19 日，面色转润泽，诸症均去。

嘱固本散续用，2009 年 11 月 27 日方，去天花粉、炙紫冬，续用。

2010 年 3 月 15 日，脉已转和缓，关弦如刃已转缓和。

数日不寐一例

——肝肾虚寒，胆经不降

滕某某，女，47岁，北京人。

2010年3月7日，不寐数日，右肋滞塞不适，觉气上逆。

脉右寸浮，关前浮弦搏指，尺弱甚，左寸浮弱，关弦，尺弱。

肝肾虚寒，胆经不降。

处方：五味子15g，生半夏30g，赤芍10g，麦冬10g，茯苓15g，炮姜5g，夜交藤30g，制首乌30g，炒枣仁30g，当归10g，熟地30g，炙草15g，晒参15g，大枣6枚。

顿服一剂，是夜觉肝区舒展，即能安睡。

按：

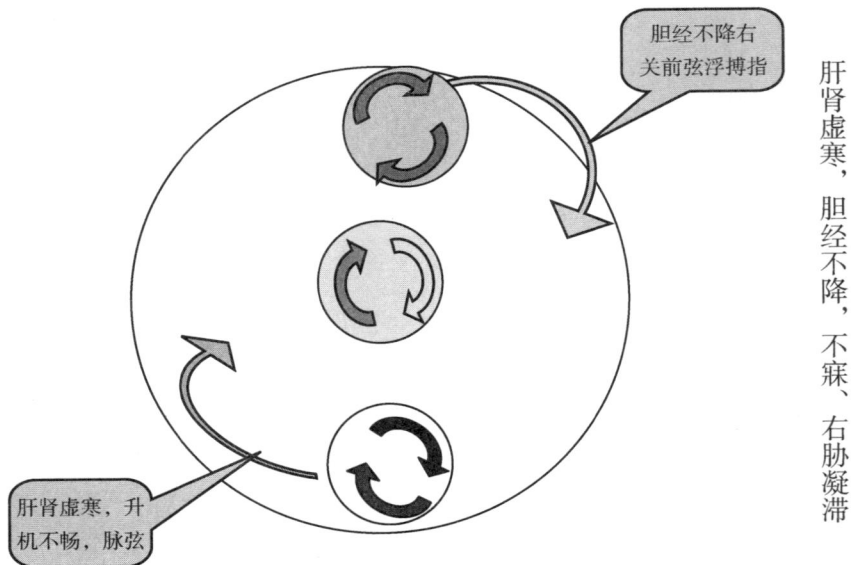

胆经不降右关前弦浮搏指

肝肾虚寒，升机不畅，脉弦

肝肾虚寒，胆经不降，不寐、右肋凝滞

62

左脉关弦尺弱，肝经因寒不升而郁，肾水不温，则肝木生发不足。

右脉关前弦浮搏指，胆经不降。胆经不降则自觉气机上逆，相火不能潜藏，故不寐。

肝肾宜温，则生发有权，用当归、制首乌、熟地温升肝肾。

五味子、生半夏、赤芍、麦冬、茯苓，右降胆经。

炒枣仁降心火、首乌藤能升肾水，使水火交济。

炙草、人参、大枣补中气脾土。中气运旋才能使要上之相火右降，肾水温升而为肝木，水升火降，心肾交济，方能入寐。

经行崩漏一例

——肝市不升漏血崩，肝肾损伤元气弱

匡某某，女，42岁，北京人。

2010年1月27日电话咨询：经量过多，下血块数个，如馒头大小，心悸气短，心率每分钟100～120次，面黄白虚浮，指白如纸。

病史：肾功能衰竭，肾移植8年，一度排异，每日服西药维持，惧排异不敢服任何参芪等补气之品，贫血，因体力日下，自试服阿胶补血汤月余，并未见排异反应，每值经期，则疲累乏力，心悸，此次较前加重。

处方：黄芪60g，生白术30g，地榆炭20g，茜草炭20g，山萸肉45g。四剂。

服四剂血止，令加高丽参15g，又服三剂，体力好转，心悸去，心率降至每分钟80～90次。

3月初，电话告知此次月事又来潮，经量已正常，无心悸、力疲等不适。

按：此病缘于肾水衰少，不能涵木升发。

木气升发不足，气机运旋失常，不能正常化生中气，中气渐虚，肝脾生血之功能弱，则血虚贫血。

值经期，肝木升力不足、疏泄失常，反而下陷，中气不能运之使升，即"气虚不能摄血"，血即下行崩漏。

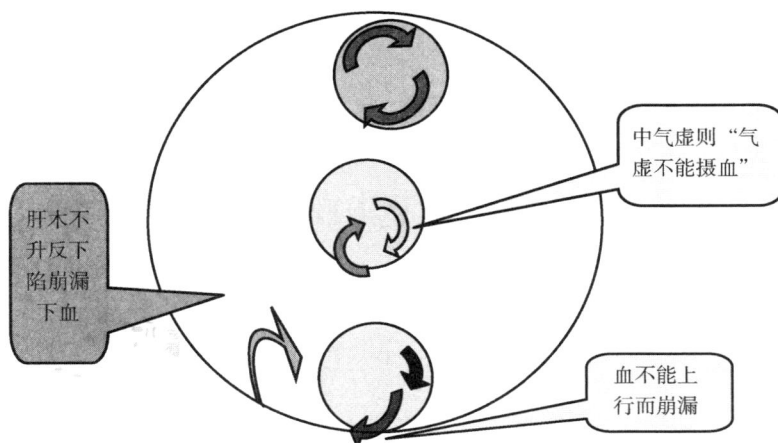

水不涵木肝木下陷中气虚

月事淋漓不净一例

——下焦虚寒肝不升，漏下亦因金不敛

滕某某，女，47岁，北京人。

2010年1月2日，月事淋漓，漏下20余日，神疲力乏，少腹凉。脉弱，右寸浮，左关尺弱甚，浮。

处方：姜炭30g，煅龙牡各30g，当归15g，五味子20g，生麦芽30g，壳白果20g，茜草炭20g，制附片30g，生山萸肉30g，炙草15g。

一剂漏下几止，又服三剂止。

按：右寸弱，左关弱，两尺弱，此例属肝木升发无力，肺肾不能敛藏。

姜炭、煅龙牡、茜草炭固摄下焦，引血归经。

生山萸肉补肝之体，酸收。

当归、生麦芽升肝脾，使在下之血随之而升。

五味子、壳白果敛肺金。

制附片温下焦之阳。

炙草补中气。

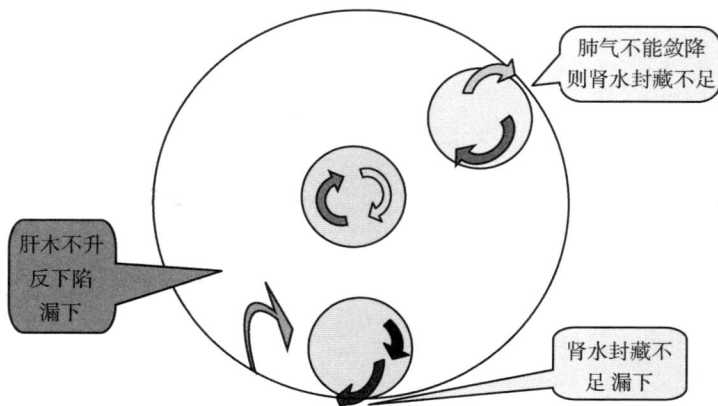

肺气不能敛降则肾水封藏不足

肝木不升反下陷漏下

肾水封藏不足漏下

肝木不升肺金不敛月事漏下

少腹剧痛八年，厥阴寒邪深伏

——急则治标，先通大便

2009 年 10 月 2 日，我接到患者一求助邮件：

我叫罗某，女，湖南省双峰县人，今年 36 岁，在农村信用社工作，现在广州治疗。

左下腹疼痛已有 8 年，多年求医找不出原因。痛时少则一个多小时，多则半天，有时通宵达旦。痛时无法忍受常想到自杀，但不痛时又无其他不适，在湖南某医学院、深圳有关医院多次检查查不出原因，希望能求助于您，寻找对此病感兴趣的医生或医院，即使治不好我的病，也许可作研究课题，以有益其他可能患有此病的人，谢谢！

我于 1993 年农历 2 月 28 日在县医院剖腹产下一男孩，7 天后拆线，第 10 天出院，但在出院后由于腹部日见隆肿，一个月后发现表皮有一线未拆，经乡医院拆线后腹部消肿。

1996 年 10 月份人流后上节育环，在此后的一年里身上未见干净，但也未见有明显病变，1997 年 11 月份一切正常，从 12 月份开始，在经期来时就有明显的腹痛和腰痛，后经多家医院检查怀疑有肾结石，服用大量的中药和消石素症状未见好转，于 1999 年 9 月份做 B 超未见结石，宫内有节育环，只是有右侧附件炎，但我一直是左下腹痛并伴有严重的腰痛，于同年 9 月份做 B 超检查，未见结石，只是告诉我有子宫凹陷积液，但积液容量不大，只需消炎就行，当时结合胎盘组织液和服用某医院自制中成药，病情明显有所好转，并于同年 10 月份取环，腰痛自然消失。但从

2000 年开始就又痛了，一直是左下腹，去就诊过好几次，消炎效果不明显，并用中药蒸敷痛处，用盐炒敷痛处也没用，10 月份，由于长期下腹疼痛引发急性阑尾炎发作，于同年 10 月份在县医院做切除术。

每次都是经期过后十来天开始疼痛，几乎每天都痛，痛时小便灼热，大便有时结燥，无放射性痛，只是感觉下腹坠痛，肛周有坠痛感，喜揉或用力按压痛处，一直要延续到下次来经，经量少，色暗红，但无块状，行经期间疼痛自然消失。这样每个月有十来天是在疼痛中度过的，有时一天只痛一次左右，但有时整天整晚的疼痛，中间只间断 1~2 个小时，痛时由几分钟到半个小时不等。

疼痛期间无明显药物可以起到止痛作用，由于长期的疼痛得不到缓和，曾多次去医院做 B 超检查，均未发现有何病灶。2001 年有过人流史，2003 年做肠镜检查，一切正常，同年 10 月份做腹腔镜检查发现腹部多处粘连，有剖腹产切口粘连，阑尾炎切口粘连，并发现双侧卵巢患有多囊卵巢综合征，于是进行了粘连松懈术和电针打孔。这样大概好了半年，于 2004 年再度复发，于同年 7 月份在某医院服用中药后，疼痛未能得到缓解，并伴有乳汁泌出，后做泌乳素检查发现泌乳素增高，服用了溴氧停后控制了病情。并于同年的 9 月份做无痛人流。

就这样反反复复，有时几个月不痛，有时天天痛，无法找到规律，2005 年 12 月 14 日由于痛了 4 天 4 夜不得不再次住院，其间做了阴道镜检查：正常宫颈；宫腔镜检查：未见明显异常；结石造影检查：静脉肾盂造影未见异常；CT 扫描：$L_3 \sim S_1$ 椎间盘未见病变；彩超显示下：膀胱充盈好，后位子宫大小 47mm × 40mm × 41mm，形态规则，轮廓清，实质回声不均匀，宫腔线居中，宫内膜厚约 3mm，于后壁可见一大小为 19mm×19mm 的低回声结节，界清，形态欠规则，于宫颈可见数个无回声区，界清，有包膜，后方回声增强，较大的一个直径为 4mm，左右卵巢大小分别为 32mm×16mm、34mm×17mm，形态规则，轮廓清，实质回声均匀，于左右侧卵巢内可见多个无回声区，界清，有包膜，左侧较大的一个直径为 5mm，右侧较大的一个直径为 6mm，盆腔未见明显液暗区。CDFI：子宫内低回声结节内可见线状血流信号。

超声提示：

1. 子宫后壁低回声结节，考虑子宫肌瘤。

2. 子宫颈多发小囊肿。

3. 卵巢声像改变，不排除多囊卵巢。

AutoCyte PREP 液基细胞学检查报告：未见上皮内病变和癌变。

于 2005 年 12 月 31 日出院。

2006 年 1 月 4 日开始疼痛，直到 1 月 8 日，用了一个乡土药方。我不知道医学上有没有一个叫挑毛疗的说法，就是挑刺一样在痛处挑一个洞，从里面弄出了一些像毛发一样的东西，但也只好了 20 来天，从正月初四开始又痛得起不了床，初七早晨服用了由蒲黄和五灵脂二味中药组成的药后方，止住了疼痛。但当第二次疼痛来时这二味药就没用了，这样持续到现在。

上次经期是 3 月 8 日来的，到 3 月 27 日开始左下腹疼痛，每隔 1~2 个小时痛一次，而且是进行性加重，这次疼痛伴有明显的呕吐现象，呼吸急促，有放射痛。直到 3 月 29 日晚上才开始有所缓解，一个晚上只痛了两次。2006 年 9 月以来，每天痛十几次甚至几十次，真想一死了之。

大致情况就是这样。

结论：多家医院就诊检查后找不出原因。

附：2006 年 3 月在省职业病所做了铅中毒试验，未发现问题。

又附：2006 年有几个月左右是按经前痛规律，经来即痛止。但最近 2 个月又无任何规律了，经中也痛。

我看到这是患者写于 2006 年，一封投了许多地址的信。

患者又来电咨询：得知其前一周满腹疼痛，至今大便不通，小便灼热。服泻下药亦未得通大便，致食入即吐，今纳稍好转。

思之：急则救标，先通大便——用张锡纯氏硝菔通结汤。

处方：白萝卜大者一个，元明粉 12g，煮萝卜浓汁化入元明粉。一剂。

次日电话告知，大便已通，唯余少腹痛。

因患者远在广州，无法面诊，询问其症状，经患者主诉分析，此病当属下焦厥阴伏寒，肝经因寒不升，冲任受伤。

以温经汤加减治之。

处方：制黑附片 30g，干姜 30g，炙草 30g，云苓 45g，吴茱萸 30g，炒小茴 30g，川芎 15g，赤芍 23g，桂枝 30g，丹皮 15g，淫羊藿 30g，肉苁蓉 30g，巴戟天 30g，红参 15g，生姜 45g。煮 70 分钟，日分 3 次服。

七剂后电话告知，腹痛已止，其他尚有脾胃不适等症。

因不能面诊，恐药不能恰切病机，过服有碍，嘱其停药，建议找吕英师姐面诊。

月余后，患者来电告知，余症经吕英师姐治疗，已完全康复。

胆经能决十一经

——真阳不秘，龙雷之火逆腾
牙痛，三叉神经痛，糖尿病，数病一源

杜某某，男，45 岁，北京人。

2010 年 2 月 23 日，前几日牙痛，钻切牙神经后，引起左三叉神经痛，两太阳穴胀，左肩胛天宗穴处痛，夜溲 2 次，畏寒，疲累。面赤如醉，舌赤，渴而喜饮，心时悸动。脉数，寸浮弱，左关濡，右脉弦紧，尺弱。

经常口干，上火，面赤，素食 10 余年，工作操劳，劳累之余，喜蒸桑拿以缓解疲劳，不避秋冬。

断为龙雷之火上燔。

处方：引火汤加油桂 3g，小米为丸，杭芍 30g。三剂。

3 月 24 日开始服药，服二剂，痛仍不能止，每日下午痛渐加重，至夜痛不可忍，心动悸。

按：三叉神经痛之剧烈，甚难忍受，许多患者因不堪其痛，而选择破坏性治疗，手术切断三叉神经。此病之因，乃龙火不藏。

电话嘱于 3 月 27 日药中，加柴胡 45g，辽细辛 30g，黄芩 10g。

服一半。是夜出汗甚多，痛渐止，次日早上已不痛，血压 143/101mmHg，心率每分钟 98 次。

处方：熟地 90g，盐巴戟肉 30g，生龙牡各 30g，活磁石 30g，干姜 30g，炙草 45g，制附片 30g，龟甲 30g，生山萸肉 90g，代赭石 30g，五味子 30g，油桂 3g（米丸先吞）。三剂。文火煮 1 小时，余 300ml，日分

3次服。

28日服药一剂，血压126/65mmHg，心率每分钟80次，自觉气往下行。

2010年3月4日去医院检查，血糖8.37，血脂稍高，确诊为2型糖尿病、高血压、脂肪肝。服西药二甲双胍、美托洛尔等1日，三叉神经痛又发作。之前从未检查过身体，忽然查出多种疾病，且医院言糖尿病、高血压只能对症控制，甚或终身服药，心甚不安，晚上10时来求诊。

刻诊：面赤已退，脉数，右寸关沉紧，尺弱，左寸沉，关濡，尺沉紧。

处方：熟地90g，盐巴戟肉30g，生龙牡各30g，活磁石30g，代赭石30g，五味子30g，制附片30g，干姜30g，炙草30g，龟甲30g，高丽参25g，油桂3g（米丸先吞）。三剂。煮法同前。

2010年3月9日，又诊，面赤全退，色苍黄，脉已不数，自测血压心率均正常。

按：面色赤甚或如醉，一般误认为是健康之色，实是下虚上盛之象。真正健康之面色，红白而润。服药阳气得潜，面赤色退去，方见病容。

处方：熟地60g，菟丝子30g，盐巴戟肉30g，生龙牡各30g，五味子30g，制附片30g，干姜30g，炙草30g，龟甲30g，高丽参25g，油桂3g（米丸先吞）。

2010年3月15日电，早已正常工作，血压稍高，心率偶快。守方续用。

按：此三叉神经痛属龙火上燔，相火离位奔于上。

正常胆经下降示意图

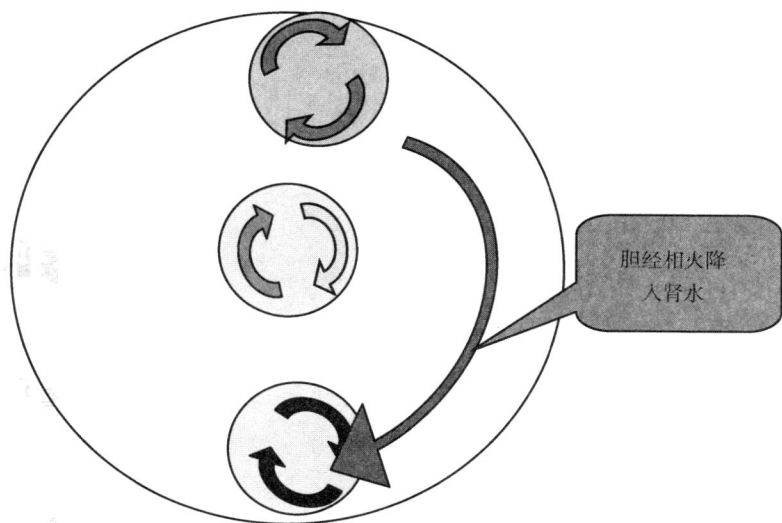

胆经下降 相火归藏

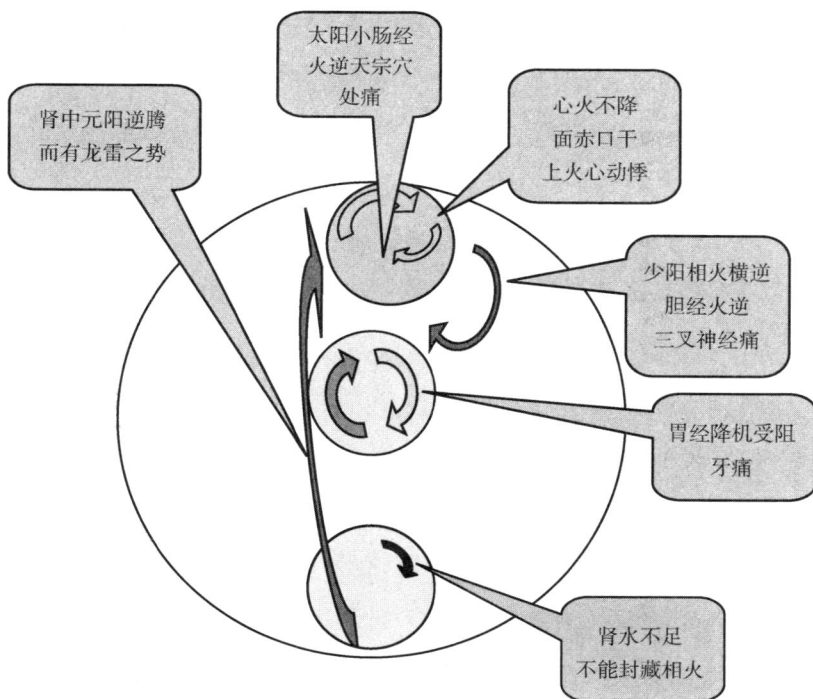

胆经相火降
入肾水

肾中元阳逆腾
而有龙雷之势

太阳小肠经
火逆天宗穴
处痛

心火不降
面赤口干
上火心动悸

少阳相火横逆
胆经火逆
三叉神经痛

胃经降机受阻
牙痛

肾水不足
不能封藏相火

胆经不降 龙火上燔

胆经甲木不降，则乙木不能升，在上之火不能下降，在下之水却寒，此即是一般之上火症。如本病例之初，时常上火、面赤即是相火不能潜藏入水。

冬日主藏，若不善养生，反而蒸动肾中阳气——命门火，不经肝木缓升而直接逆腾，如火山喷发，与在上之相火合，其病势急如霹雳，是谓"龙雷之火"，如本例中之三叉神经痛，痛起来欲撞墙。本案例即是操劳过度，耗伤肾水，水浅不能养龙，又日常有蒸桑拿之习惯，不避秋冬，故蒸动肾水中之阳上腾如火山喷发而为龙雷之火。

真阳藏于肾水，又名命门火，资肝木生发之用，先贤有论"肝肾同源"。平时肾主封藏，二阴涵一阳，其象为"坎"。坎中一点真阳为生命中阳气之源，又名元阳。

肾乃水火之藏，肾中真阴如杯中之水，水所蕴之温热即是元阳，故曰"阳在阴之内，不在阴之对"。可见真阴是阳之根，真阴若虚少，水中所蕴含之阳气必少，"阴平阳秘，精神乃治"。若偏重于阴则水寒、水湿为患，若偏重于阳而贱阴，必阴竭而阳亡，故崇阳而不贱阴。

若两尺皆弱，说明肾中阴阳俱虚，权衡其阴阳之强弱，须阴阳双补。温阳药之量不宜大，"少火生气"，以免"壮火食气"。前贤有论油桂能"引火归元"。

真阳易损难复，若真阴不虚，用温阳药取效甚捷，使自身圆运动恢复，气机运旋自能化生阳气，但若真阴伤损，调补起来却非旬日之功，甚则不能恢复。

相火是人体一日所用之阳气，一方面来源于天气中之阳气，由肺呼吸所得，另一方面来源于水谷，经脾胃运化，小肠生成之丙火，合而为相火，经甲木肺金收降而贮于肾水之中，谓命火，此火温升而为乙木——下一周期圆运动的生发之气。

彭子言"胆经能决十一经。胆经不降呕咳胀，耳目额腮口齿项。消冲泄肾又贱中，危哉寒下而热上，协热下利与入室，往来亦非实邪状"。

胆经能决十一经，胆经不降其他十一经都会受到影响。

肝经升机受阻，右不降则左不能升。肝胆相照，胆经不降，肝经就会受影响，甚或经病入脏，发生器质性病变，如本病例中患有脂肪肝。

肾经受影响，是缘于胆经甲木不能降相火入肾水，肾水寒——命火不足。此火乃生发之动力，若不足，随即出现一系列病症：命门火弱则脾土不温，不能温升运化；命门火弱则肝木生发疏泄之力不足。此病例西医诊为 2 型糖尿病，即是脾失运化，肝木疏泄不足所致。

胆木不降，心火不能降而上浮，面赤上火，小肠丙火郁而不升，胆木不降而横逆，不能疏土，反而克土，则胃病，脘胀，呕，上逆之火刑肺金，则干咳。

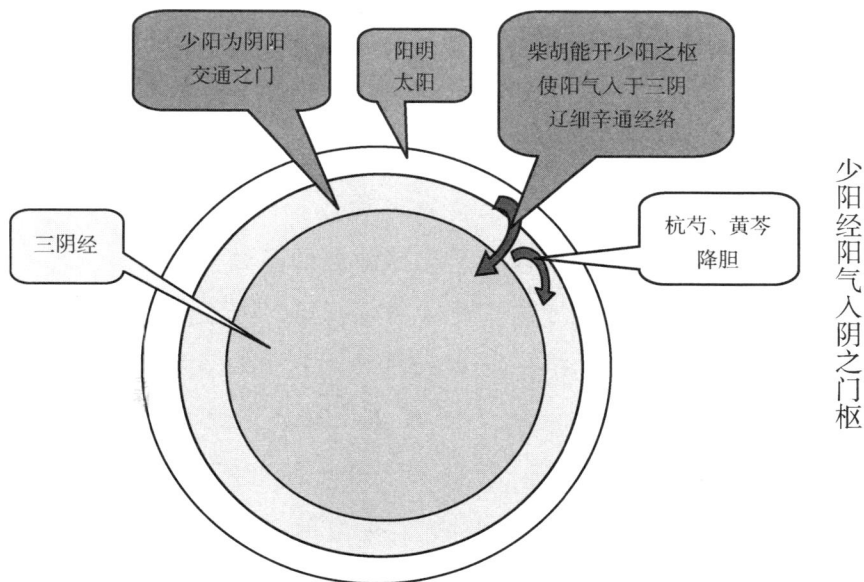

少阳为阴阳
交通之门

阳明
太阳

柴胡能开少阳之枢
使阳气入于三阴
辽细辛通经络

三阴经

杭芍、黄芩
降胆

少阳经阳气入阴之门枢

按：此案例中，初用引火汤加油桂未能取效，二剂后加柴胡 45g，辽细辛 30g，黄芩 10g，汗出甚多，痛止。

引火汤加杭芍意在由胆肺降相火，但右降之机受阻，故直接降之不下，油桂引火归元亦无路径。

此时考虑胆经少阳枢之作用，不唯是阳气下降之门，亦是阳气入阴之门，若开少阳之枢，即可引阳气入阴，故加柴胡、辽细辛、黄芩，在降胆经的同时又引阳入阴。

黄芩降胆经，柴胡能开少阳之枢，使太阳、阳明、少阳经之阳气入于三阴。

辽细辛能通十二经，交通阴阳之经络，能通胆经下降之经络。

2010年3月18日，又诊，面色苍黄渐退，自觉中气渐充。脉之尺稍有力，左关仍濡。调方续服。

2010年4月17日，西医检查血糖由8.37降至6.88，血脂亦降，面色转荣，心率血压均正常，仍在服药中。

按： 恩师李可先生创制培元固本散治诸虚百损。

培元固本散由人胎盘、鹿茸片、高丽参、灵脂、三七、琥珀组成基础方。

恩师李可先生记载：经30年反复实验，随病证加味，治一切久损不复之大虚证，先天不足，衰老退化，免疫缺陷，及虚中夹瘀、夹痰、夹积等症，都取得了泛应曲当的疗效。

方中人胎盘古名紫河车，是古方补天丸、大造丸主药。本品为"血肉有情之品"，有一般草木药难以达到的补益功效，是中医学最早使用的脏器疗法之一。本品味甘咸，略有腥气，性温，归心肺脾经。从疗效推断，尤能入肾而大补先天。应烘烤至深黄色，则有香气，亦易于消化吸收（胎盘附着之脐带，古名"坎气"，对肾虚喘咳有殊效，民间试用于晚期宫颈癌、各型白血病，疗效亦好。）功能温肾补精，益气养血，用于虚劳羸瘦，骨蒸盗汗，气短喘嗽，食少，阳痿遗精，不孕少乳等诸虚百损，有再造人体免疫力之功。

鹿茸味甘咸，性温而柔润，入肝肾经。功能补肾气，强督脉，生精髓，强筋骨，调冲任，止崩带，托疮毒，主治一切虚寒证。适用于精血衰少，阳痿遗精，精冷无子，畏寒肢冷，羸瘦神倦，宫冷不孕，崩漏带下，小儿发育不良，骨软行迟；老人衰老退化，耳聋目暗，健忘眩晕，筋骨痿软，骨质增生，"久服固齿，令人不老"（《东医宝鉴》）。

红参味甘微苦，性微温，入脾肺经。功能大补元气，补脾益肺，生津止渴，安神益智。久病虚羸不思食，用之有殊功。肺肾两虚之喘，小量打碎，细嚼慢咽，立刻生效。吐血崩漏，气虚暴脱，一味独参30g，煎浓汁可立挽危亡，故为补虚扶正救脱要药。

三七，味甘微苦，性温，入肝胃经。功能止血化瘀，通络定痛。治吐衄，便血，崩漏，胸腹刺痛，跌仆肿痛。外伤出血，制粉涂之立止。血证用之，止血而不留瘀，推陈致新，妙用无穷。以单味三七治重症肝炎、高脂血症、冠心病、上消化道出血、颅脑外伤和眼前房出血、前列腺肥大症，复方治多种结石皆获良效。

琥珀，主要作用有三：镇惊安神，可止小儿高热惊痫，失眠心悸，心律失常；利水通淋，治砂石淋，血淋，癃闭；活血化瘀，古代用治妇科痛经，经闭，月经不调，产后血瘀腹痛。本方中与三七、人参、灵脂合用，对心血瘀阻，胸痹胸痛有奇效。本品尚能明目退翳，内服对老年白内障有确效，其化腐生肌之作用可治胃溃疡。

上述各点，有历代医家千年以上的经验结晶，有现代大量科学实验、临床应用的成果。结合个人30年反复验证的体会，组成培元固本散后，更发挥了诸药的综合效用。

本方服用方法，采取小量缓补，每服 1～1.5g，日 2～3 次，一周后渐加至每服 3g，日 2 次，于饭前服为好。切忌贪图速效而用大量。最早出现的效验为增进食欲，促进消化吸收，从而增强整体功能，使各种症状逐日减轻，符合中医学"脾胃为后天之本，万物生化之母；补中土以灌溉四旁，健后天以助先天"之理。从健脾养胃、补气生血、补肺定喘、养心安神、添精益髓、强筋壮骨，而使先天肾气旺盛，从而有改善体质、重建人体免疫力、促进生长发育、健脑益智、延缓衰老、却病延年之效。本方补中有通，活血化瘀，流通气血，有推陈致新之功。可修复重要脏器病理损伤，促进脑细胞、肝细胞新陈代谢及再生。

肾为先天之本，久病必损及于肾，则生命根基动摇。万病不治，求之于肾，本固则枝荣，此即本方"培元固本"之义。

临证加减可应用于：

小儿发育不良，骨软行迟，齿迟，食少便溏，消瘦潮热，尻臀无肉，肚大筋青，毛发枯焦，面色萎黄或苍白，已成小儿疳证者。

脑为髓海，补肾即是健脑，本方有添精益髓之功，对各类脑系疾患、老年性退化性脑萎缩导致之痴呆，服药百日以上，即见明显改善。

肺系诸疾：

咳喘痼疾，久治不愈，直至发展为肺心病之各阶段。咳喘、肾不纳气。

肺间质纤维化。各型肺结核。

遵春夏养阳之理，可于每年夏至节起至末伏终了，服药 2 个月左右，连续 3 年，除肺间质纤维化外，经治其他症 300 例以上，追访 5 年以上，疗效巩固，大部分患者，不仅治愈了咳喘痼疾，而且白发变黑，牙齿不再脱落，已浮动的渐渐稳固，面部皱纹消失，性功能恢复，抗衰老作用明显。

风湿性心脏病，心肌及瓣膜受损，各期冠心病，先天性心脏病、瓣膜缺损亦有效。

脑梗死后遗症。肝硬化、胃溃疡等症。

此外，本方对各种老年性退化性疾患、各种骨质增生症、前列腺肥大症、慢性出血性疾病、再生障碍性贫血、血小板减少性紫癜、白细胞减少症、各种原因导致之肌萎缩、男女不孕症等多种由整体虚衰，免疫力低下导致之衰老退化性病变皆有卓效。

甲状腺肿大，多发结节

——胆胃不降先治中

李某某，女，39 岁，北京人。

2009 年 11 月 28 日，一诊：面色白，舌淡，苔薄白，肢厥。左寸浮上，关紧滞，尺略弱，右寸浮紧结滞，关弦，尺弱。

甲状腺肿大 5 年余，多发实性结节，左叶大者 4.2cm×2.5cm（2008 年 11 月彩超，及 2009 年 11 月彩超），无不适感。

诊其脉，问有无脘胀感，言无不适，知其脘胀已成常态，自不能觉。

主诉：从事教师工作，易怒、烦躁。

诊为肝气郁结，胆木不降，阻滞阳明。

处方：赤芍 30g，红花 15g，生半夏 45g，白芥子 10g（炒研），干姜 15g，白术 10g，片姜黄 10g，炙草 15g，制附片 15g，怀牛膝 30g，当归 23g，熟地 30g。另用夏枯草 60g，煎汤 2000ml 代水煮药。文火煮 1 小时，余 300ml，日分 3 次服。十四剂。

服七剂后，电话告知，脘部舒适，方知以前之常态是脘胀，服药后项部偶有跳动感。

2010 年 1 月 2 日二诊：服后手脚转温，无不适，自觉颈部结节无变化。

处方：守方加大贝 30g，生牡蛎 45g，元参 23g，漂海藻 30g，炮甲珠 5g（研冲）。

2010 年 1 月 12 日电，服二剂后夜里颈部肿痛，起肿块，至天明肿消，常感颈部患处跳动，嘱继续服用。

2010 年 1 月 29 日电，颈部已不起肿块，但自己可触摸到颈部结节，原来从外触摸不到，疑结节变大。

嘱加麻黄 10g。

2010 年 1 月 30 日电，彩超检查，示结节已由 4.2cm×2.5cm 缩小为 3.7cm×1.1cm，已缩小强半，服药信心大增。

守方续用。

2010 年 2 月 27 日，面色红润，精神佳，尚在服药。

按：颈部结节，症属阳明经循行部位，气血阻滞于经络而成有形之积聚，故通降阳明为治，而阳明不降缘于肝木升降失常，故调肝胆之升降。

二诊加消瘰丸，效果较好。因为中焦阳明降机已通畅，彭子言"胃为诸经降之门"，故右降必由胃降，阳明若降肺胆均降。

少阳胆经、阳明胃经不降之病极多。胃经不降则所循部位形成气血阻滞之涡流，即是有形癥瘕，若气血阻滞在上，则病颈部结节、气瘿、慢性咽炎；若气血阻滞在中部，则病乳腺增生、乳腺结节、胃炎、胃溃疡；若阻滞在下焦，则病子宫肌瘤等。

此类疾病多伴有肝木郁结，若严重郁结，病由经入腑、入脏，可导致肝胆脾胃病变等，症见多端，病机则同，盖由于情志不舒所致者多。

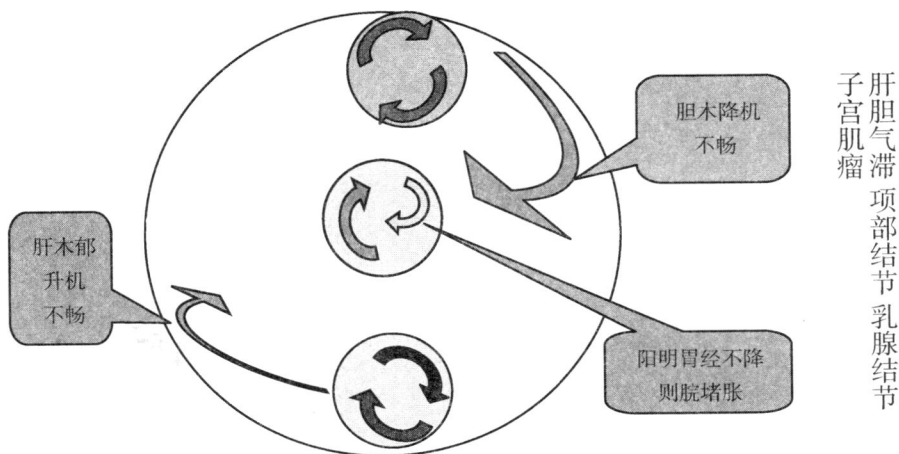

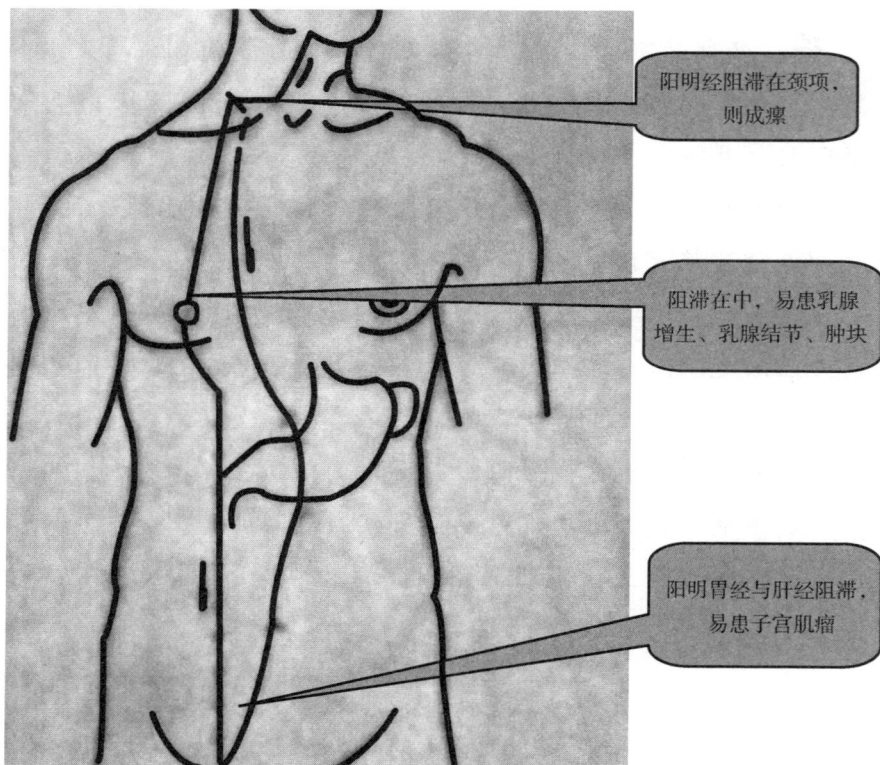

阳明经阻滞在颈项，则成瘰

阳滞在中，易患乳腺增生、乳腺结节、肿块

阳明胃经与肝经阻滞，易患子宫肌瘤

北京市和平里医院
超声检查报告

| 姓名：李 | 性别：女 年龄：38 岁 科别：门诊—外科 | 住院号： |
| | | 报告日期：2008/11/26 |

检查部位：甲状腺

诊断描述：

甲状腺左叶6.2×2.9×1.9cm；甲状腺右叶6.2×2.4×1.8cm，双侧甲状腺形态饱满，实质回声不均匀，内见多个不均质低回声结节，左叶较大4.2×2.5cm，内见数个点状强回声，0.2?×0.13cm，右叶较大1.0×0.9cm，外形规则，边界清，周边见暗晕，Cdfi：结节周边及内部见丰富条状血流信号，CDI：甲状腺实质内血流信号较丰富。

诊断意见：
甲状腺多发实性结节

检查医生：
王文玲

确认医生：

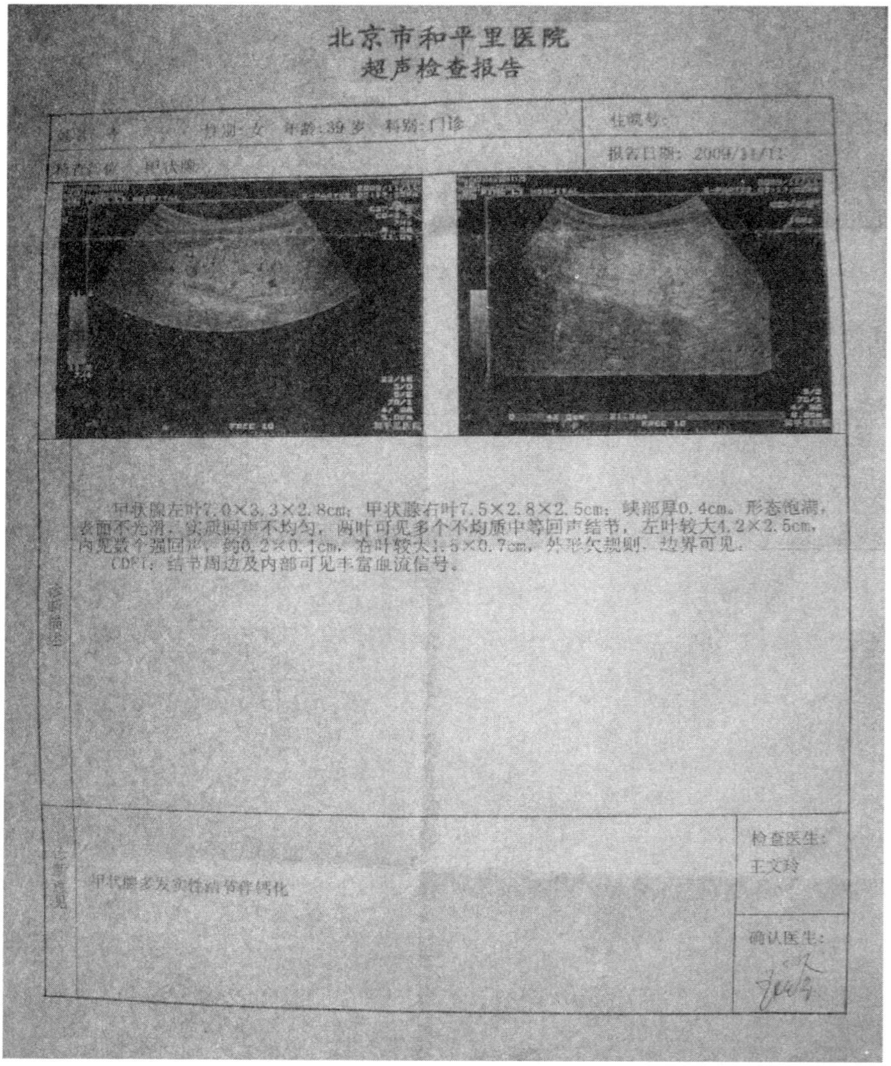
北京市和平里医院
超声检查报告

姓名：李　　性别：女　年龄：39岁　科别：门诊　　住院号：
检查部位：甲状腺　　报告日期：2009/11/12

诊断描述

甲状腺左叶7.0×3.3×2.8cm；甲状腺右叶7.5×2.8×2.5cm；峡部厚0.4cm。形态饱满，表面不光滑，实质回声不均匀，两叶可见多个不均质中等回声结节，左叶较大4.2×2.5cm，内见数个强回声，约0.2×0.1cm，右叶较大1.5×0.7cm，外形欠规则，边界可见。

CDFI：结节周边及内部可见丰富血流信号。

诊断意见

甲状腺多发实性结节伴钙化

检查医生：王文玲

确认医生：

北京市和平里医院
超声检查报告单

住院号：

姓名：李　　　　性别：女　　年龄：39　岁
病人来源：门诊　　科室：外科　　检查部位：甲状腺；

超声所见：
　　甲状腺右叶6.7*2.6*1.7cm，左叶6.7*2.9*1.9cm，峡部0.4cm，切面形态饱满，表面不光滑，包膜尚清，内部回声不均匀，内见多个不均质低回声结节，左侧较大3.7×1.1cm，内见数个强回声，较大0.2×0.1cm，右侧较大1.2×0.7cm。
　　CDFI：血流信号增多，结节周边及内部可见较丰富血流信号。

超声提示：
　　甲状腺多发实性结节

诊断医生：王文玲　　　签名：　　　　　　诊断时间：2010.11.30

乳腺增生，左乳结节，甲状腺结节
——厥阴伏寒

毛某某，女，27岁，北京人。

2010年2月27日一诊：2009年10月彩超，双侧乳腺增生并左乳结节，甲状腺左叶小囊实性结节和囊性结节。家族史中，其母患乳腺癌，故对乳腺增生特别担心。

经期偏头痛六年许，甚则呕吐。痛经，畏寒甚。

面色黯紫，唇紫，舌淡，苔厚腻。肢厥如冰，掌心多冷汗。

脉弦紧数，右寸弦搏可见，尺弱。

厥阴伏寒。当归四逆加吴茱萸附子汤加减。

处方：川芎30g，赤芍30g，炙草45g，当归30g，晒参30g，桂枝30g，生半夏45g，白芥子10g（炒研），吴茱萸30g，炮姜30g，制黑附片45g，生姜45g（切）。

加水2500ml，文火煮2小时，余300ml，日分3次服。十四剂。

2010年3月13日，已服十四剂，肢厥转温。服药期间，矢气频转，便溏，脉舌如前。守方十四剂。

2010年3月16日电，外感，问能否继续服药，嘱继续服用。

2010年3月22日电，掌心多汗已去，服药后2~3小时内手足转温。

2010年3月28日，已服药二十六剂，畏寒好转，肢厥转温，少腹觉转温，食纳好转。

处方：制附片60g，炮姜30g，炙草30g，云苓30g，怀牛膝30g，牡蛎45g，生半夏45g，大贝45g，赤芍23g，当归23g，元参30g，川芎

15g，白芥子 10g（炒研）。煮服同前。十四剂。

2010 年 4 月 18 日，服药期间，颈部结节处酸痛、肿、觉热。停暖气后畏寒增加，有时气短。

处方：晒参 30g，炮姜 30g，制附片 60g，生山药 45g，炙草 60g，生半夏 45g，生牡蛎 45g，大贝 45g，元参 30g，赤芍 23g，生龙骨 30g，川芎 15g，黄芪 60g，白芥子 10g（炒研），当归 23g，五味子 30g。煮服同前。十四剂。

2010 年 5 月 2 日，4 月 18 日方已服十一剂，面色红润，唇色转红润，与前判若两人，纳佳，尺较前有力。服药期间，值经期，痛经已愈。头痛又发。

处方：晒参 30g，炮姜 30g，制附片 60g，生山药 45g，炙草 60g，生半夏 45g，生牡蛎 45g，大贝 45g，元参 30g，赤芍 30g，桂枝 23g，川芎 30g，生芪 90g，麻黄 10g，当归 30g，白芥子 10g（炒研），五味子 30g。煮服法同前。十四剂。

2010 年 6 月 11 日，经西医检查，乳腺结节及乳腺增生已愈，甲状腺结节如前。面色红润，唇色红润，舌淡苔腻。

脉象右侧已敛，右寸弦上，关尺缓，左寸弦，关尺缓有力。

前方尚有七剂未服，继续服。

若值经期头痛，可服。

处方：吴茱萸 30g，晒参 30g，生半夏 45g，生姜 45g，大枣 12 枚。加水煮 40 分钟，日分 3 次服。

中日友好医院
彩超检查报告单

门诊号:	住院号:	病历号:	检查号:

姓 名:毛　　性 别:女　　年 龄:27岁　　设备型号:GE L5
科 别:　　病 室:　　来 源:　　检查部位:双侧乳腺腋窝

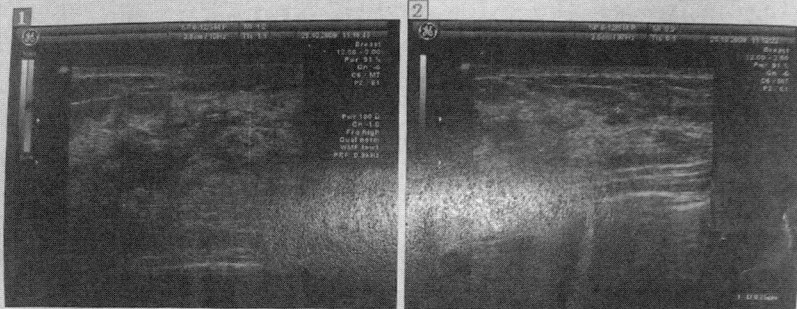

检查所见:
　　双侧乳腺腺体增厚,内部结构紊乱,回声条索状减低。左乳外下象限见大小约
0.3cm的低回声结节。双侧腋窝未见明显异常。
　　CDFI: 未见异常血流信号。

提示:双侧乳腺增生并左乳结节

检查者:臧晓红
报告日期:2009-10-25
医师签字:
技师签字:

中日友好医院
彩超检查报告单

门诊号：		住院号：		病历号：		检查号
姓 名别		性 别：女		年 龄：27岁		设备型号：L5
科 别		病 室		来 源		检查部位：甲状腺

检查所见：甲状腺右叶厚1.12cm，左叶厚1.29cm，峡部厚0.20cm，右叶腺体组织回声均匀，左叶内见以一个囊实性结节，大小0.53x0.58cm，边界较清晰，无包膜，周边可见血流。左叶下部偏外可见一个囊性无回声，大小1.9x1.8cm，较光滑，囊内未见血流。双侧腋窝未见明显肿大淋巴结。

提示：甲状腺左叶小囊实性结节和囊性结节。

检查者：祝晓东
报告日期：2010-01-03
医师签字：
技师签字：

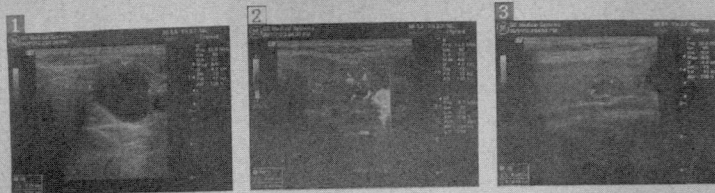

中日友好医院
彩超检查报告单

姓　名:毛　　　　性　别:女　　　　年　龄:28岁

科　别:普外　　　病历号:　　　　检查部位:甲状腺

检查所见: 甲状腺形态饱满正常光滑,内回声均匀,左叶可见单发囊实性结节,大小0.6cm×0.4cm。左侧甲状腺内偏外侧可见囊性无回声,大小1.7x1.8cm,边界清晰,CDFI:甲状腺结节周边可见血流信号微弱。

提示:甲状腺左叶囊实性结节
左侧甲状腺内偏外侧囊性病变,请结合临床

检查者:屈铮
报告日期:2010-06-11

此提示性检查报告签字有效,仅供临床医师参考

90

嗜酒伤肝肾，面目黧黑心悸时发

——寒湿之邪外出，腹泻黑水

张某某，男，56岁，北京人。

2010年3月20日，面色、目眶黑如烟煤，掌色晦黯。

脉弦，左寸弦上，关大而弱，尺浮弱，右寸弦上如钩，关尺浮弦无力。

嗜酒多年，每日一斤半二锅头。

寒湿损伤肝肾，肾气外泛则色黑如烟煤。

处方：粉葛根60g，熟地45g，炮姜15g，制黑附片15g，菟丝子30g，制首乌30g，山萸肉45g，生龙牡各30g。七剂。加水2000ml，文火煮1小时，余300ml，日分3次服。

服药一剂，日腹泻黑水4～5次，矢气频转，佳兆。

按：脉浮弦，两尺浮，元气大虚，肾阴阳俱弱。嗜酒多年，肝肾之伤损可想而知。寸脉弦上，肝肾之虚已及心阳，故时有心悸，只不过酒迷真性，不能自觉矣。

2010年3月27日，守方调整。

处方：熟地45g，炮姜30g，制黑附片30g，菟丝子30g，制首乌30g，山萸肉45g，生龙牡各30g，粉葛根45g，炙草30g，生姜30g（切）。加水2000ml，文火煮90分钟，余300ml，日分3次服。

2010年4月1日，前方服二十一剂，腹泻黑水甚多，面已转红润，与前判若两人。目仍黯，唇紫，舌淡已转红润，身痒，关节痛。

按：此寒湿之邪外出，故腹泻黑水，元气渐复，驱经络之湿邪，故关节痛，湿气下趋，故下痒。

处方：粉葛根60g，制黑附片35g，干姜23g，炙草45g，晒参30g，枸杞30g，车前子15g（包），云苓30g，泽泻30g，生龙牡各30g，生姜30g（切）。十四剂，煮服法同前。

服后身体日渐好转，尚在服药。

按：《内经》言"圣人作汤液醪醴，为而不用，以为备耳"。"今时之人不然也，以酒为浆，以妄为常，醉以入房，以欲竭其精，以耗散其真"。"故半百而衰也"。

酒标热本寒，伤人肝肾，饮之觉热，使人所藏之相火外发，故面赤。酒入肝经，胆经不降而横逆，相火外发而下元虚寒，热气过后，寒湿独留于体内，故后觉身冷。此例用小量之附子炮姜温阳，而泻黑水甚多，即是酒寒湿之毒外出。有酒学仙之家，宁为戒否？

肾水亏虚经水闭，胆经不降右目赤

——未用调经之方，而经水来潮

李某某，女，46 岁，河南洛阳人。

2009 年 12 月 9 日，面色萎黄，右目赤半月余，平时气短，闭经年余。

左寸缓，关尺弱；右寸浮弦大，关弱尺弱。

证属中气虚、肾水亏虚。肾为肝之母，母病及子，肝木不能正常疏泄，故经闭。右寸弦大，胆经不降，相火不能潜藏，久则肾中阳虚，肝气因而不能正常生发。气之根在肾，"呼出心与肺，呼入肝与肾"，故气短。

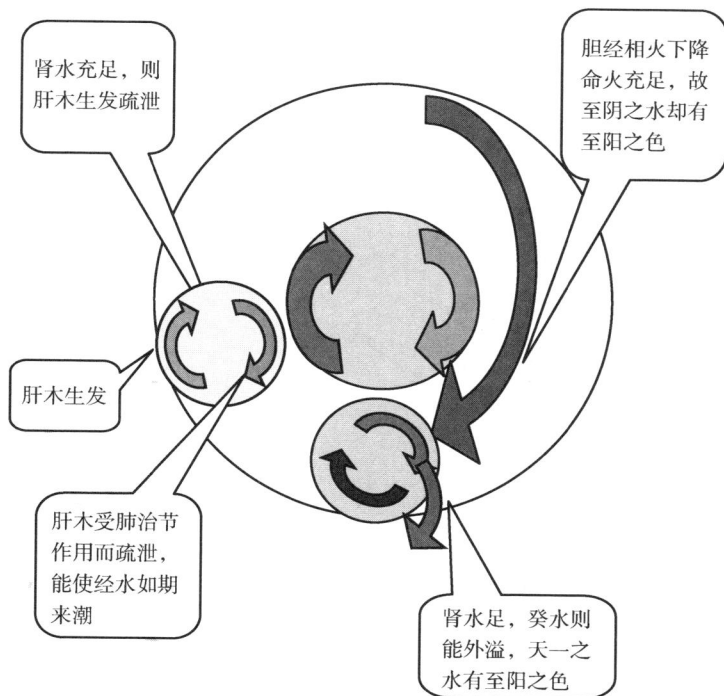

肾水充足，则肝木生发疏泄

胆经相火下降命火充足，故至阴之水却有至阳之色

肝木生发

肝木受肺治节作用而疏泄，能使经水如期来潮

肾水足，癸水则能外溢，天一之水有至阳之色

经水来潮

肺之治节作用，使人之生理周期与天相应，肝木疏泄，经水来潮命火充足，肾水充盈，则经水来潮，至阴之水有至阳之色。

93

处以真武汤加味。

处方：杭芍 30g，茯苓 30g，生白术 30g，干姜 15g，五味子 15g，炙草 45g，熟地 30g，赤芍 15g，菟丝子 30g，枸杞 30g，制黑附片 23g。七剂。加水 2000ml，文火煮 90 分钟，余 300ml，日分 3 次服。

三剂后，月经来潮。

按：此未调经，而经水来潮，患者亦业中医养生，不解为何？

经水，血气之溢，"至阴之水，有至阳之色"，虽色红而名水。

肾水不足，何能外溢。故补中气，降胆经，下元自足，肾水充盈，经水自能来潮。

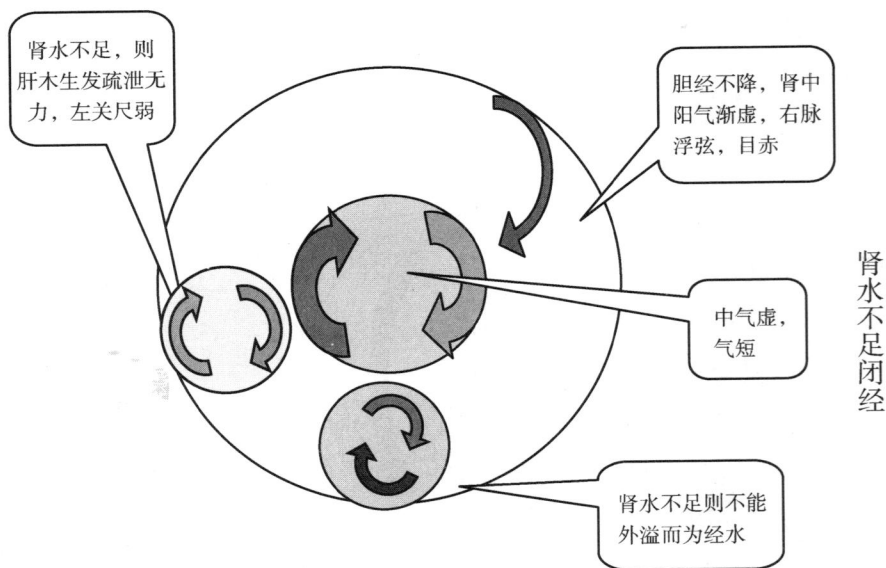

肾水不足，则肝木生发疏泄无力，左关尺弱

胆经不降，肾中阳气渐虚，右脉浮弦，目赤

中气虚，气短

肾水不足则不能外溢而为经水

肾水不足闭经

94

经闭半年，中气虚衰，肾水不足

——气血充盈，自能行经

靳某，女，47 岁，北京人。

2010 年 3 月 5 日，经量极少半年，渐渐闭经，已半年未来潮。大便时秘，脘胀，肩背痛，曾服乌鸡白凤丸、大黄䗪虫丸多日乏效。

面色萎黄，舌胖嫩、齿痕，苔薄白腻。

脉弱，左寸、左尺弱甚；右寸浮弦上，关稍紧，尺缓。

脉总体弱，即是中气不足之象，气血皆虚，故面色萎黄，神疲。

处方：党参 45g，生白术 30g，熟地 60g，肉苁蓉 30g，炙草 30g，炮姜 23g，砂仁 10g，阿胶 9g（烊化），当归 15g，桂枝 8g。十四剂，加水 1500ml，文火煮 40 分钟，余 300ml，日分 3 次服。

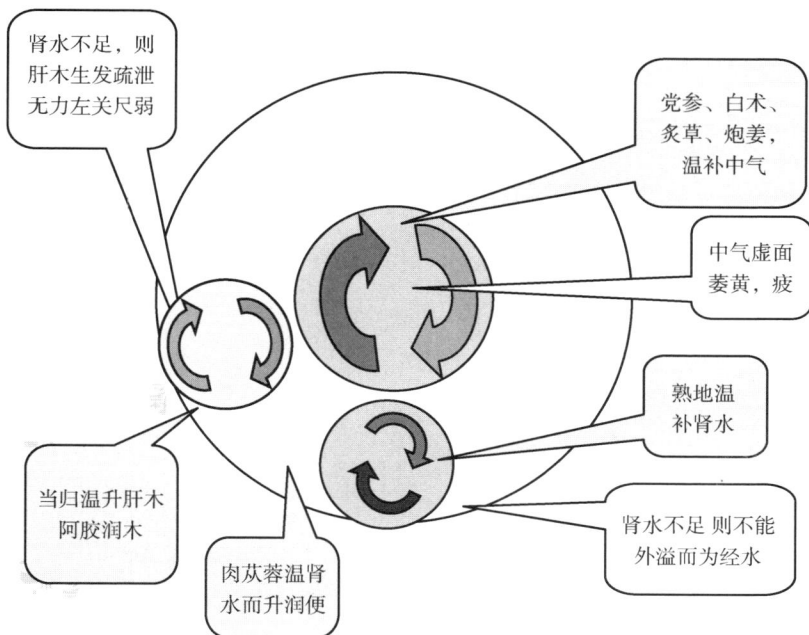

肾水不足，则肝木生发疏泄无力左关尺弱

党参、白术、炙草、炮姜，温补中气

中气虚面萎黄，疲

熟地温补肾水

肾水不足 则不能外溢而为经水

当归温升肝木 阿胶润木

肉苁蓉温肾水而升润便

量少闭经 肾水不足中气虚

95

服五剂，便秘好转，脘胀去，纳佳。服十四剂，月事来潮，量大有块。

按：此并未用调经之药，而补益中气，服药后能食能化，气血渐充，气血足自能行经。

党参、白术、炙草、炮姜温补中气，而中气渐充。砂仁行中气之滞，脘胀消除，能食能化。因左关稍紧，胃有寒象，而用炮姜。

熟地温补肾水，肉苁蓉、当归温升肝木，阿胶润木气。肝木能生发，自能疏泄，经水自能来潮。

小儿疱疹，木火刑金

——儿病治母，亦是给药途径之一

2010 年 1 月 5 日，我在北京接到电话，一位患者姐姐之小儿自 80 天时出疹，服中药治疗至今未愈，现小儿已 4 个月余。当日给我发邮件如下。

"张大夫你好：

我小孩起初只有额头渗出稍许，脸偶尔发红发热，去看过医生，医生嘱用香油润，冷敷（因他不舒服一直没有给他冷敷）。80 天时湿疹加重，前一天婆婆打听一个也患过湿疹的婴儿，说早晚冷敷半个小时有效，晚上忍痛给他敷了约 10 分钟，半夜喂奶发现眼睛和脸都肿了，第二天到青岛某医院就诊，因开的是抗生素和口服激素药，没服用，直接转到某中医大夫处。

第 1 张照片是第一诊第五剂时拍的，照片 2 是三诊后停药 7 天拍的，吃药期间脸一直发红发痒、渗水。一诊方（苍耳、豆豉、山药、苡仁等）；二三诊方：母服（茯苓、附子、红花等，煮沸一小时）。

吃药期间前胸、双腿、胳膊边出疹边结痂（身上原来没有），某大夫说是沿着胃经的经络出的，和母亲商量再巩固一下。

四诊吃药后又发红发痒，渐渐渗水结痂，吃第三剂后咨询某大夫，他说暂停此方，换方四剂（葛根 15g，生麻黄 9g，升麻 10g，桂枝 15g，白芍 15g，炙甘草 10g，山萸肉 15g），今天刚吃完。现在的病情就是照片 3，身上没有，脑后出了少许，晚上睡觉蹭来蹭去，很是难受。

生病期间没有打过预防针，小孩精神还好，眼睛不红。怀孕和坐月子期间吃海鲜较多，湿疹起初我就忌口了。

张大夫，我小孩这样，我很心疼，小孩能治好吗？要多久啊，我怕给他耽误了，我看书上李老几剂就好了。

我弟嘱咐向你咨询一下，麻烦你了。"

我看到照片1，患儿面赤，两腮较红，疹色红。照片2面赤增加，照片3面目红肿，疹成片，溃破流水。

2010年1月6日回复：可把正在服方暂停下，试用下方：

处方：丹皮4g，赤芍4g，云苓9g，生甘草6g，西洋参3g，紫花地丁5g，生地4g，杭芍5g，山药9g，白术5g，白果壳4g，鲜竹叶10g，五味子4g，乌梅8g。煮沸10分，日一剂，三剂。

平时服代水方：乌梅10g，冰糖10g，小黑豆30g，黄豆30g，绿豆30g。煮2小时，当日代茶服不拘多少，过夜不可服。

儿食母乳，故母服下方：

处方：藿香10g，佩兰10g，连翘15g，浮萍15g，丹皮15g，赤芍药15g，生甘草30g，鲜竹叶20g，紫花地丁15g，生地30g，黑山栀10g，黄连5g，知母10g，杭芍15g。三剂。

服药后保持联系。

2010年1月11日病人家属发来邮件，回复服药后情况：

"张大夫您好：

小孩服药后效果挺好的，大便2天一次，夜里醒来的次数明显减少，一夜一次，白天也很少哭闹，晚上脸稍红，偶尔发痒，小手还是经常捣脸。谢谢！"

并附有照片，面赤已去，疹已几愈，再服药巩固疗效。

2010年1月12日回复：

可服：

处方：丹皮4g，赤芍4g，云苓9g，生甘草6g，西洋参4g，紫花地丁5g，生地4g，杭芍5g，山药9g，白术5g，白果壳10g，鲜竹叶10g，五味子6g，乌梅10g。煮沸10分，日一剂，三剂。

平时服代水方：乌梅10g，冰糖10g，黑小豆30g，黄豆30g，绿豆30g。煮2小时，当日代茶服不拘多少，过夜不可服。

儿食母乳，故母服下方：

处方：藿香10g，佩兰10g，连翘15g，浮萍15g，丹皮15g，赤芍药15g，生甘草30g，鲜竹叶23g，紫花地丁15g，生地30g，黑山栀10g，黄连5g，知母10g，杭芍23g。三剂。

2010年1月17日，又发来邮件：

"张大夫您好：

非常感谢您，小孩停药两天了，这张照片是中午照的，那个豆豆水可以经常喝吗？"（所附照片，疹已痊愈）

2010年1月17日晚，回复：已愈，停服中药。可常服乌梅白糖汤合三豆饮。

按：此疹乃木火刑金，治之以甘凉，敛金补中气助运旋而相火得降，三剂几愈，复三剂巩固之。

小儿出疹属荣气外发，卫气不能收，彭子有明训，不可用升麻葛根汤发散。

"疹子原因，皆木气疏泄，冲开肺金，相火逆腾，中下大虚之病"。

小儿之病苦，已不能言，深以为悯。小儿之疹病，可由食母乳而来，故正本清源，应让儿母服药，儿病治母，亦是给药之一个途径。儿母之圆运动复常，则患儿之圆运动亦复常。孔乐凯、李建西师兄，吕英师姐等早用此法，有很好的效果。

丹皮能清降丙火，使之下降，赤芍味焦苦，能使心火下降。

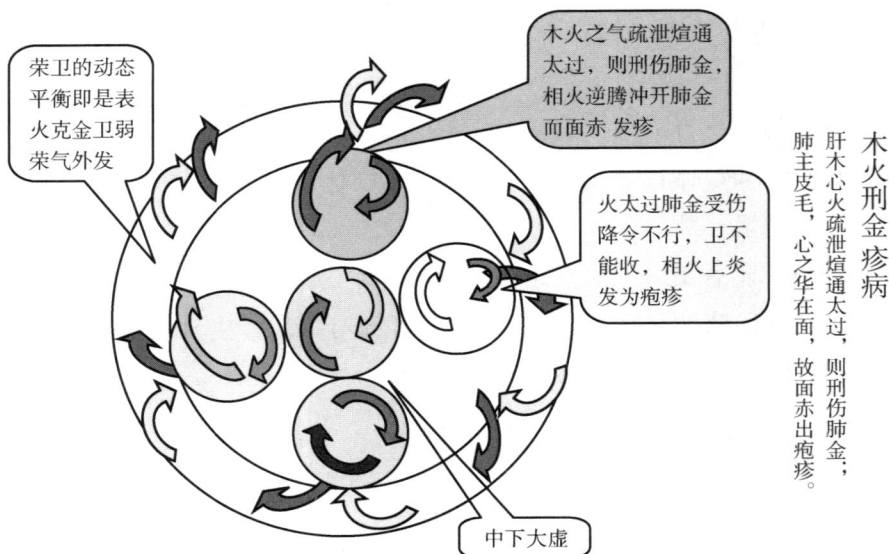

荣卫的动态平衡即是表火克金卫弱荣气外发

木火之气疏泄煊通太过，则刑伤肺金，相火逆腾冲开肺金而面赤 发疹

火太过肺金受伤降令不行，卫不能收，相火上炎发为疱疹

中下大虚

木火刑金疹病

肝木心火疏泄煊通太过，则刑伤肺金；肺主皮毛，心之华在面，故面赤出疱疹。

甘草能运中气，西洋参偏凉能补肺气，杭芍降胆经能敛相火。

山药补土生金，鲜竹叶性凉清降肺金，壳白果最能收敛肺气。

藿香、佩兰芳香化浊，清中上之浊滞。

连翘、浮萍、丹皮、赤芍药、黑山栀、黄连、知母清降心火，鲜竹叶、知母清降肺金。

紫花地丁、生地，能清血中之热。生甘草清中气之热，运中气而不寒中。

切记小儿之疹色部位有不同，个体虚实不同，不可照此为例。

自汗盗汗，元气不敛虚极欲散
过用温阳，肺胆不降耗伤真阴

——为何附子用量已近100g，反大汗出

孙老师，女，76岁，北京人。

2009年春末夏初，患者女儿信息言其病史："2007年头晕，自己执意要打吊针，用'曲克芦丁'等疏通类药，打到第4天，人即不起，全身大汗，北京某医院开中药无效，又买诸多中成药'虚汗停'，汗不敛，整个夏天，头、双臂天天昼夜大汗，直到秋天天凉，开空调高汗才敛住，从此即有出汗的毛病。之后又多次出汗，用张锡纯氏'来复汤'2～3剂，均成功敛汗。

今（2009年）春夏季节交替，忽又大汗，又用'来复汤'3～4剂，不效，很焦急。"

其女滕玲老师短信求助于我，电话嘱用恩师所创破格救心汤冲剂，服一二剂汗即止。

后又反复，与我商议用破格救心汤，汗又止，接着连服十多剂药。

滕玲老师竭尽孝道，为医母之病，自学中医有日。自学针灸在自己身上尝试，学按摩自己体验至身上片块青紫，自学中医理法方药，及研读恩师著《李可老中医急危重症疑难病经验专辑》。

后患者又出汗，再服破格救心汤，并不断加大附子量至近100g，又大汗出不止。

2009年5月1日又短信求助，问我为何附子已用近100g，反大汗出？舌赤少津。回方为：

处方：山萸肉90g，生龙牡30g，白芍30g，五味子30g，炙甘草

60g，麦冬15g，附子30g，高丽参30g，熟地30g。

服一剂汗减，两剂汗止。

按：前出汗之证，属于元气虚极欲脱，故用破格救心汤，很快汗止。

恩师李可先生所创制的破格救心汤，急救回阳，可用于一切急危重症元气垂绝欲脱者，皆有神效，故一二剂汗敛，但元气暂复，当辨证调方进行相应治疗。

后又出汗不止，加大附子量不效者，患者元气虚甚，不仅仅是阳虚，真阴亦虚损。

下焦肾中真阴真阳，如同杯中之水，水就是真阴，水之温热能量即是真阳。所谓"阴平阳秘，阳在阴之内，不在阴之对"，阴阳是密不可分的。

若真阴尚足，如杯中有水，只不过水温过低，甚则寒凝，则为纯阳虚之症。

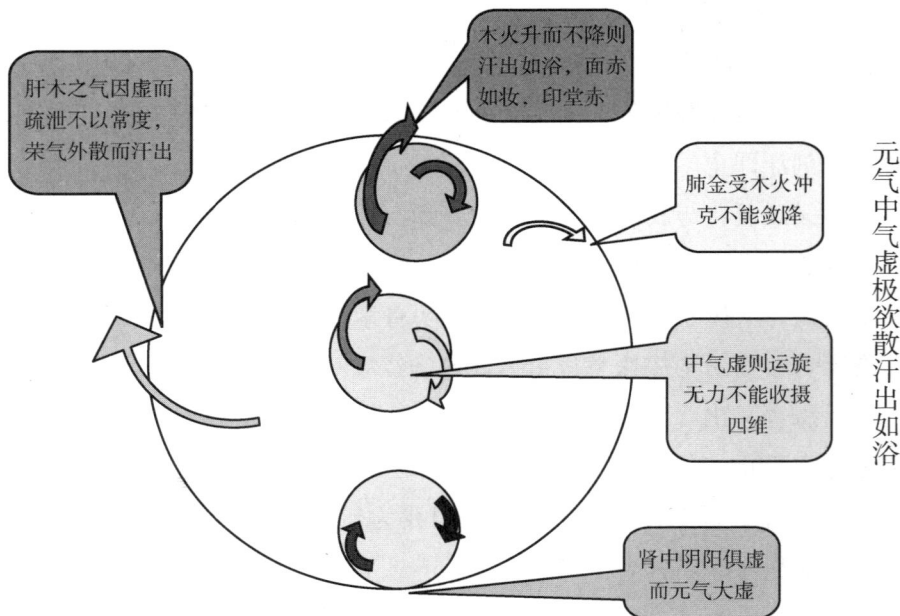

肝木之气因虚而疏泄不以常度，荣气外散而汗出

木火升而不降则汗出如浴，面赤如妆，印堂赤

肺金受木火冲克不能敛降

中气虚则运旋无力不能收摄四维

肾中阴阳俱虚而元气大虚

元气中气虚极欲散汗出如浴

若真阴虚少，真阳亦必定虚少。肾水亏竭，则水所含温热亦必少，阴阳两虚，元气欲绝。此时若过用附子温热之药，则不合病机。水弱遇火，火炎水涸。

故处以来复汤加味，收敛元气，补金以生水。

2009 年 5 月 12 日，又加五味子量至 45g，白术 30g，以补脾胃。

2009 年 6 月 21 日又外感，咳，短信处方：在前方中加竹叶 15g，百合 10g，壳白果 10g，辽细辛 10g。两剂愈。

按：此症出汗必伤阴，阴伤阳亦伤，慢慢消耗，真阴真阳渐衰。

每逢节气变化、季节交替，则易出汗如浴。此属老年人自身中气之圆运动不能与大自然之圆运动合拍，跟不上大气的变化而出现的一种症状。

中气元气虚是根本原因，木火疏泄太过、肺金收敛不足，胆经不降，是圆运动四维不圆的病之所在。

外感之时，肺气本弱不能降敛，卫又受寒而不能宣。此属虚人外感，甚难治疗，须补气之中兼宣散。故在大剂收敛药中又加降肺之味，以防宣散更伤金之降敛。辽细辛一味能宣散肺中寒滞，开通卫闭。

2009 年 8 月 14 日经过北京，面诊：

卧床 3 年，肢体渐渐僵硬不能动，不能咀嚼、言语，精神体力状态好时能呼唤人名。

面赤如妆，印堂赤，神弱但神志清，气怯，自汗盗汗，纳差。

滕玲老师又诉其母治疗史：2007 年晕眩昏仆不知人，跌破头面，入院治疗，西医诊为骨质疏松。出院后仍有头晕，自己执意要打吊针，用"曲克芦丁"等疏通类药，打到第 4 天，人即不起，全身大汗，北京某医院开中药无效，又买诸多中成药"虚汗停"，汗不敛，整个夏天，头、双臂天天昼夜大汗，直到秋天天凉，开空调高汗才敛住，从此即有出汗的毛病。以后又多次出汗，用张锡纯氏"来复汤"2~3付，均成功敛汗。2007年冬某中医大夫，为处大剂四逆汤：制附片100g，干姜100g，炙甘草10g，日一剂，精神体力日渐好转，连服月余，至冬至日，忽然体力精神急转直下，变成现在这种状况。

脉枯，两寸浮弦搏，左关弦结，右关弱，两尺浮弱。

按：脉枯，左弦，即是水不涵木，肝木不荣之象。两尺浮弱，元气欲散。

此病之筋枯体僵，如同中风，但细辨病因病机，却是肾中真阴虚损。

初病肝木郁结，疏泄失常，渐渐生风，眩晕，甚则昏仆不知人。

风行疏泄汗出，耗伤真阴，下元真阴日亏。又多用疏通类药，疏泄更甚，肺金不能收敛，故大汗不止。

肾水真阴耗伤，则肝木不荣，水不涵木。

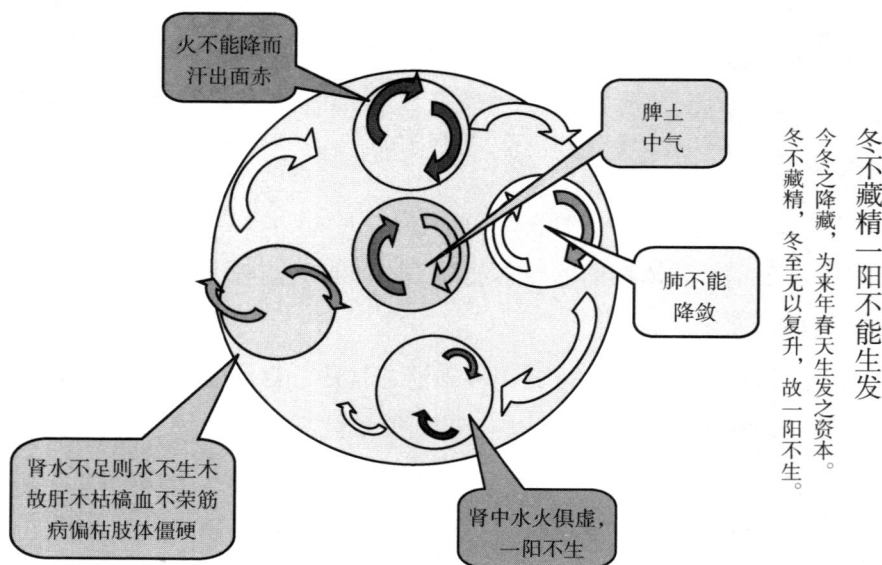

火不能降而汗出面赤

脾土中气

肺不能降敛

肾水不足则水不生木故肝木枯槁血不荣筋病偏枯肢体僵硬

肾中水火俱虚，一阳不生

冬不藏精一阳不能生发

今冬之降藏，为来年春天生发之资本。冬不藏精，冬至无以复升，故一阳不生。

阳在阴之内，真阳自然亦不足。过用温阳之剂，冬不藏精，春天无以生发，故冬至一阳来复之时，木气无根，水不涵木，肝木枯，肝主筋，血不荣筋，故筋脉日渐枯槁，肢体僵硬不能动作。

肺金不能降敛，肺为肾之母，肾水不能得到补充，只有损耗，故日渐虚衰。

中气为四象之母，虚则阴阳不相抱，治在中焦。

处方一：生山药30g，白扁豆30g，党参15g，龙眼肉10g，炙草15g，神曲10g，生半夏30g，云苓30g，乌梅15g，五味子30g，山萸肉45g，高丽参10g，百合15g，壳白果20g。日一剂。

加水煮40分钟，余300ml，日分3次服。

处方二：服固本散，从每日1g始，以补下焦元气。

按：此症盗汗自汗，属中气虚极欲散，面赤如妆乃阳不主藏，故汗出。

脉枯，表明真阴已伤，六脉浮，尺弱，中气元气虚极欲散，又汗出发润，症已危险至极。在治疗中，对圆运动的治疗切入点，选得正确否，非常关键。中医四大流派，分别侧重圆上之不同的点，不同相位。有运中轴以复四维者；有重治在四维之木火者，有重治在四维之金水者。元气乃中气运旋所化，故元气虚可补运中气，在脾胃能运化之时亦可以服固本散，直补元气。

服固本散则出汗，不寐。此虚不受补，嘱去固本散，仅服汤剂。

按：虚已不能受补，故药量甚轻，以少火生气。

宜缓不宜急。如杯中装水，欲速则不达，若水流急入杯中，水从杯中全部激出，不但不能装满水，反而会把原有之水亦冲激而出，即是此缓图之意。

此药味酸甘可口，服数剂后食纳日渐好转，汗敛，精神好转。每日可读报纸标题（虽然语言不清）。

按：滕老师竭尽孝道让我感动，母病卧床不能行动三四年，不分昼夜，其姐妹于床前服侍，伺候大小便，洗澡按摩，老人卧床近4年，没有生过褥疮。累卧下一次又一次，但都坚持挺了过来，从无嫌累之意。每日还要上班，放假从未出去游玩。其母卧床自己不能翻身，总盼人关注，翻一下身，有时坐起不至10分钟，又要躺下，只要醒着，5分钟就要呼一次女儿，有病的老人如孩子一样，需要哄着。只要滕老师一下班，就要像照顾孩子一样，呵护着老人，滕老师做到了"反哺孝亲"。这种母女情深的眷恋，深深地感地动着身边的每一个人。我能用医术帮助病人，觉得很幸福。

2009年9月4日，偶有汗，逢节气交变则夜盗汗，但精神食纳尚可，病情稳定，体重有些增加。守方。

2009年10月5日，前方一直服用至今，每交节气则有汗，一两天即止，今近节气，又盗汗如浴2日。唇紫黯，尺浮，神弱。

处方：生龙牡各30g，熟地30g，菟丝子30g，制黑附片15g，高丽参5g（粉冲），炙草30g，干姜10g，山萸肉60g，乌梅15g，辽五味30g，黑小豆30g，龟甲30g。文火煮1小时，余300ml，日分3次服。

服一剂，汗减，早上6时至8时仍有汗，服两剂汗止。

2009年10月8日，口唇紫黯已转红润，脉右寸浮，右关沉，两尺沉缓，脉象已敛。

守方去龟甲，续用。

2009年10月15日，唇色红润，眠食均可。

左寸浮弦，关弦，尺浮弦无力，右寸浮，关尺沉缓。

肾水真阴不足，降肺金以生肾水。

处方：熟地45g，生山药30g，山萸肉45g，云苓15g，制黑附片5g，菟丝子30g，葡萄干10g，高丽参5g（冲服），党参25g，白术10g，黑豆15g。文火煮1小时，余300ml，日分3次服。

2009年11月23日，脉已转沉弱，右关稍弦，面赤减。平时无汗，交节气有汗，眠食均可。加炒三仙各10g，炙草15g。

2009年12月26日，脉沉缓，尺较前有力。面赤减，印堂略赤。

处方：熟地45g，生山药30g，山萸肉45g，云苓15g，制附片8g，菟丝子30g，高丽参5g（冲），党参25g，生白术15g，黑豆15g，炒三焦各10g，炙草23g，巴戟天15g，乌梅10g。

服药一直病情平稳，交节气则有些微汗，偶不服药则出汗。

2010年1月2日，3日来早晚出汗，仍服前方汗不能敛。

2010年1月2日凌晨出汗甚多，头面周身皆如浴，脉大不敛，右脉弱，左脉浮散，左脚肿，胫肿。又现危象。

处方：高丽参5g（冲服），炙草30g，干姜10g，山萸肉60g，乌梅15g，生龙牡各30g，磁石30g，菟丝子30g，制附片15g，辽五味子30g，黑豆30g，龟甲30g。服一剂，下午汗敛。

2010年1月3日早仍有些汗，较前汗减，脉已敛。

2010年1月4日，晨4～8时仍有些汗，左脚肿减，胫肿退，脉已缓和，两寸脉仍浮大，左尺弱，面仍赤。

乌梅加至30g，加壳白果20g。一剂。

2010年1月5日，减制附片量为10g。

处方：三石各30g，熟地45g，菟丝子30g，制附片10g，炙草23g，干姜10g，山萸肉60g，乌梅30g，辽五味30g，黑豆15g，龟甲30g，砂仁6g，壳白果20g。

2010年1月8日，昨夜腹泻，出汗甚多。去龟甲，加炮姜15g，红参15g，茯苓15g。当日腹泻止，疑龟甲所致。

2010年1月10日，服药2日，仍凌晨3时、9时有汗。

嘱于3时汗出之前，用山萸肉90g，晒参25g，冰糖30g，煮水顿服，汗止，至9时亦未出汗。

2010年1月11日，服参萸汤汗止，脉转沉缓，较前有力，两尺仍弱。

处方：山萸肉 60g，红参 23g，生龙牡各 30g，熟地 45g，生山药 30g，炙草 23g，壳白果 20g，杭芍 10g，炒神曲 5g，云苓 15g。

两剂后减杭芍，病情又转稳定。

按：此次汗出元气欲脱之危象，治之经十数日。元气欲竭，阴阳两虚，治之甚难，所幸，食纳尚可。

2010 年 3 月 6 日，面略赤，印堂时赤，唇赤口角赤。

脉左寸浮，偶有汗出。

处方：生山药 30g，党参 15g，云苓 15g，炙草 23g，神曲 5g，乌梅 15g，五味子 15g，山萸肉 60g，熟地 45g，生半夏 30g，红参 23g，生龙牡各 30g，黑豆 15g，菟丝子 30g。

2010 年 3 月 8 日，已服两剂，守方去乌梅。

2010 年 3 月 10 日，面赤口角唇赤均退，偶有汗，脉左寸浮减，守方。

2010 年 4 月 24 日，一直守方服药，病情平稳，眠食均可。

眩晕欲倒，下元虚损
——虚阳上越则头晕

李某某，男，36 岁。

2008 年 9 月 22 日，眩晕欲倒，目糊，但欲寐，自诉阳事几废。

面色赤，目眶黧黑，目赤。舌淡赤，中裂。

脉浮数，右大，两尺弱甚，左寸关弦。

处方：茯苓 45g，生白术 45g，杭芍 45g，制附片 45g，炙草 60g，泽泻 75g，高丽参 15g，枸杞 30g，酒菟丝 30g，盐补骨脂 30g，淫羊藿 30g，干姜 45g，生姜 45g（切）。三剂。

加水 2000ml，文火煮 90 分钟，余 300ml，日分 3 次服。

2008 年 9 月 26 日，服三剂后电话，头晕已愈。

按：虚阳上越则头晕，下则虚。

在上之阳，源于在下坎中之一阳，下元虚则不能吸纳阳气，故在上之阳右降不能，上越而目赤。脉尺弱甚，右浮大。

方用真武汤加味。

2 型糖尿病，中重度脂肪肝
——服药月余，中重度脂肪肝完全康复

张某某，男，44 岁，北京人。

2009 年 10 月 8 日，2 年前西医检查血糖高，诊为 2 型糖尿病，血脂稍高，中重度脂肪肝，常服降糖药，降压药，今年觉乏力疲累，畏寒甚。

体胖，面晦，舌胖淡，苔白厚腻，肢厥，纳可，大便艰。

脉濡浊，右关紧，尺弱，左脉模糊，关濡弱，尺稍弱。

处方：桂枝 30g，赤芍 30g，生山楂 30g，生内金 15g，生白术 30g，干姜 23g，炙草 23g，制黑附片 30g，晒参 30g，泽泻 30g，山萸肉 30g，生姜 45g（切）。十四剂。

加水 2000ml，文火煮 90 分钟，余 300ml，日分 3 次服。

忌食生冷海鲜油腻，忌房事。

服药次日血糖升至 9 以上，其家人见血糖升高，很担心，患者觉无不适，坚持服药，次日又测血糖，降至 6.8 才放心服药。

服药期间，肠鸣转矢气。

服五剂后，面告减重 4 斤，身转温暖，自觉甚舒服，非常高兴，嘱停西药。

2009 年 12 月 21 日，有些上火，守方加生山萸肉至 60g，生地 23g，桂枝减为 15g。

2010 年 1 月 2 日，已服药二十八剂，手脚转温，面色红润，减重 8 斤，精力充沛，已无不适，两尺脉好转。

处方：生芪 45g，赤芍 30g，生山楂 30g，生内金 15g，生白术 30g，

炙草23g，制黑附片30g，晒参30g，茯苓45g，泽泻30g，山萸肉45g，干姜23g，菟丝子30g，生姜45g。煮服法同前，七剂。

2010年3月7日，已服中药2月余，早已不服西药，血压130/90mmHg，血糖稍高（6.7），面色红润，大便艰已去，日行1次。

舌红润，苔薄白，脉稍濡，右三部沉缓而长，左关沉濡，尺有力。

处方：生白术30g，生山楂30g，生内金15g，赤芍23g，干姜23g，炙草30g，制黑附片30g，晒参30g，山萸肉45g，茯苓45g，泽泻30g，菟丝子30g，熟地45g。煮服法同前，七剂。

七剂药后，血查已正常，停药。

2010年5月10日电，已停药1个多月。五一后体检，服药前中重度脂肪肝，已完全康复，检查之医生讶为奇事，称此年龄恢复根本不可能，血糖6.5，略高于正常值6.2，平均血糖8.6，略高于正常值7.5。

按：肝实质之修复，缘于肾气恢复。

火不生土，糖尿病轰热自汗一例

——服药一月，血糖正常，诸症好转

车老师之母，山东菏泽人。

2009 年 4 月 22 日，面赤虚浮，患 2 型糖尿病多年，自汗轰热，手麻，觉口甘，小便失禁，脚肿，视物模糊。

2009 年 6 月 13 日，车老师告知服药状况，邮件如下：

张先生：

您好！

我母亲的病历：左，寸关大浮，尺弱，右关沉细濡，尺弱，寸浮。纳可，舌尖瘀点，舌质淡，觉口甘，手麻，时自汗轰热。

处方：人参 15g，山药 30g，云苓 30g，生白术 30g，制黑附片 15g，山萸肉 45g，炙甘草 30g，砂仁 10g（后十分下），赤芍 23g，熟地 20g，肉桂粉 6g（冲服），干姜 23g，枸杞子 30g，菟丝子 30g，生龙牡各 30g。

加水文火煮 1 小时，余 300ml，日分 3 次服，日一剂，连服一月。

自开方后，我取药 4 次，第 1 次 7 付，第 2 次 8 付，第 3 次 8 付，第 4 次 7 付，每次取药时，服药有所间断，最多时可能是 3 天。

自服药后，我母亲身体逐渐转好，小便失禁，身发虚汗，腰痛，视力等均变好，腿下午肿，早晨好，眼皮早晨肿，白天好些，此两点我怀疑是劳累过度造成，不知是否？服您的药前在医院检查尿糖较高，刚刚检查也恢复到正常！

请问下一步应该如何？西医给的治疗糖尿病的药是否还需再服用？此点我想不必要了，但我母亲还是不放心，请问怎么办？

车某敬上

按：此例服药 1 月，血糖已正常，诸症好转。处方乃恩师所著《李可老中医急危重症疑难病经验专辑》书中之温氏奔豚汤小剂量加减。

此糖尿病属于火不生土。

脾胃之运化缘于脾之能升，脾气左旋与胃气右旋，乃能磨化五谷。而脾气之升缘于在下之相火温煦，如釜底之火，此火不足，则不能腐熟水谷，即是火不生土。

火不生土，则脾胃运化不精，久之肝木疏泄失常，致 2 型糖尿病，病久则下元虚惫，中气欲散。

元气乃个体的重力中心，能吸纳中气运旋，元气虚则引力减小，在上之火不能降敛，而为轰热自汗，在下之水不能上达，而病脚肿。

元气在于肝肾，元气虚不能收摄，则病小便失禁。

此釜底之火来源于肾之命火及肺胆所降之火。

故治以降敛胆肺，温补肾中之阳。

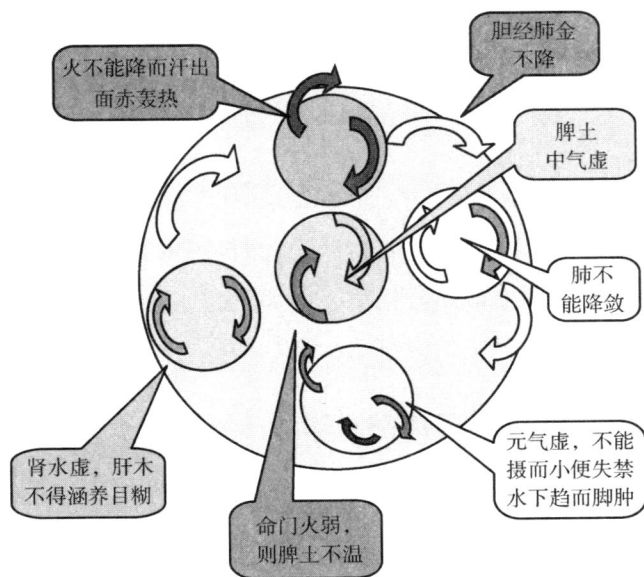

糖尿病 火不生土

命火衰微，则脾土不温，不能腐熟运化五谷精微。

火不能降而汗出
面赤轰热

胆经肺金
不降

脾土
中气虚

肺不
能降敛

肾水虚，肝木
不得涵养目糊

命门火弱，
则脾土不温

元气虚，不能
摄而小便失禁
水下趋而脚肿

盗汗自汗数月，肺金不能收敛

——服药发出陈年痼疾，手术切除不能治本

曲某某，女，63岁，北京人。

盗汗自汗，畏寒、恶热。腰腿痛，疲累，气短。大便无力，便艰，常服肠清茶通便。

西医检查高血压、高脂血症。

病史：数年前，患胆胃综合征，胆切除术后，2009年10月发热，肺部感染，输液治疗，盗汗自汗。

曾服黄芪建中汤一月半，乏效。

面白虚浮，颧有褐斑，舌淡，苔中剥。

右寸弱涩，关尺沉紧有力；左寸弱，关尺沉紧，尺弱。

此中气大虚，脾胃损伤，卫外不固。

处方：晒参23g，五味子23g，壳白果20g（捣），生白术30g，制黑附片30g，炮姜23g，砂仁10g（后），炙草15g，山萸肉60g，生半夏23g，大枣12枚。七剂。

加水2000ml，文火煮90分钟，余300ml，日分3次服。

2010年3月11日，前方服七剂，盗汗止，自汗大减，吃饭时有汗，平时无汗。大便好转，体力增加，腰痛减，但偶有腹胀。

脉数，右寸较前有力，关尺仍有沉紧，舌如前，苔中剥。

按：彭子论小建中汤，乃降胆补虚第一良方。但杭芍性偏寒，恐中下虚寒者不宜。此症服之不效者，中焦寒盛。

卫气出于肺金，金气能收，则卫气坚固，自汗、盗汗能止。尚有中焦胃经降机不畅。

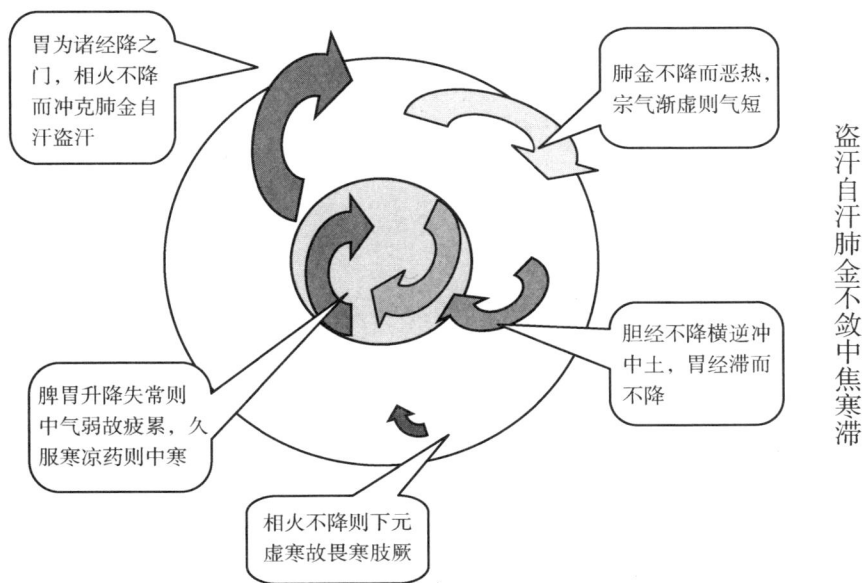

胃为诸经降之门，相火不降而冲克肺金自汗盗汗

肺金不降而恶热，宗气渐虚则气短

盗汗自汗肺金不敛中焦寒滞

胆经不降横逆冲中土，胃经滞而不降

脾胃升降失常则中气弱故疲累，久服寒凉药则中寒

相火不降则下元虚寒故畏寒肢厥

守方七剂。

服一剂，胃胀呕吐，不能服药，自诉胆胃综合征发作。

按：此乃中焦脾胃有伤，胃经降机不畅之痼疾发作。其前患此病时，输液，切除胆囊，也只能治标，不能治本。胆囊虽切除，但病仍在，只不过表面症状消失罢了。

中医治病必求于本，服药过程中，有些陈年旧病，必一一重现，再通过正确治疗而获痊愈。《内经》言"污虽久犹可雪也，刺虽久犹可拔也，病虽久犹可疗也"。

在服药通降中焦之过程中，病处症状重新显现，正气渐复，收复失地之时，正邪对峙，必有痛胀之苦楚。坚持服药，待邪气退散，便可步入坦途。

因此，服药过程中若出现旧病重现，属于正常之排病反应，但一定要详细辨别。

此反应非常剧烈，胃脘胀痛，呕吐。患者不能坚持而停药。

2010年4月21日，停药月余，大便复艰，腰痛又发，疲累甚，脚膝如冰，但盗汗自汗未复发。患者认为治疗正确，仍求服药，但仍怕反应强烈。

舌胖，苔腻中剥。

两脉关尺沉紧。

按：中焦脾胃之所以能运化，一在中气之运旋，一在下焦命门火之温煦，故可从下焦命门同时治疗。

其发作之症状，属木土不和，胆经不降横逆冲中土，胃经滞而不降，故可调和木土。

处方：生山药30g，生白术15g，厚朴10g，阿胶9g（化入），木香6g（后下），制黑附片15g，云苓30g，菟丝子30g，枸杞30g，肉桂6g，砂仁10g（后）。煮服法同前。服七剂，诸症好转，胃脘无不适。

又转前方，加五灵脂18g，服后无不适。

2010年5月10日电，两方已服十四剂，诸症几去。

按：治疗难症痼疾，坚持服药很重要，有很大原因取决于医患两者之信心。若服药过程中，有少许不适反应，就害怕而不服药，则万难痊愈。在遣方用药时，已尽量避免不适反应，但有时，阴证转阳，或标本相冲突时，不得因为上火等轻微不适，而放弃治本。

例有一糖尿病重症患者，并发症脚溃破化脓，电话咨询用何方治疗，因不能面诊，为求稳妥故，嘱服桂附地黄丸，服至21日，脚溃破已痊愈，嘱再服，却因有些上火，再不敢续服，曰查药书谓药性太热。许多痼疾因此而前功尽弃，惜哉！

但也并非一味地盲从，应从服药后，整体的精神、体力、症状的轻重缓急去分析服药之效果。若某些症状如上火等微末之症未愈，而精神体力好转，身暖舒适，则视为得效。若服药一两个月，无任何好转，反食减、精神体力变差、畏寒，则应慎重，可能是治疗路子不对。

有些患者是分不清症之轻重缓急的，医者需耐心告知。

比如有一例60多岁患者，诉以目糊视物不清为主症，很担心眼睛会越来越坏，但有面赤如醉，脉大不敛之危象。问之上火20余年，口疮，常大量服用牛黄解毒片，上清丸，龙胆泻肝丸等，对此已习以为常，故未诉及此重要之症状。故患者不能区分轻重缓急标本症是常见的，患者之表述症状，应予以区分，不应影响对治疗之整体判断。

高血压致眼底出血
——真阳虚损不能镇纳群阴

2008 年 10 月 20 日，于山西接到某患者求助电话：

因高血压引发双眼底出血不能见物，住河南濮阳某眼科医院 20 多天，输液消炎无效，现两太阳穴疼痛，头晕眩，头重脚轻，问我可有办法？

患者，女，62 岁。

患再生障碍性贫血多年，高血压。面色萎黄、面目虚浮，唇白，舌淡白。

2007 年初，为她治疗过一周时间，一直保持联系。

分析：真阳虚损不能镇纳群阴，阴邪上逆所致。

治法：温阳降浊以消阴霾（益火之源以消阴翳）。

处方：真武汤加茯苓泽泻汤。

处方：赤芍 30g，杭芍 30g，茯苓 45g，白术 45g，制附片 45g，泽泻 75g，干姜 45g，炙草 45g，怀牛膝 30g，生山药 60g，生山萸肉 90g，生龙牡、活磁石各 30g，生姜 45g（切片）。

加水 2500ml，文火煮 2 小时，日分 3 次服。

2008 年 12 月 24 日电：服一次后血压下降，第二剂服后已能视物，原眼底出血已吸收，已能看视力表两行，头晕减。

服药后肠鸣如雷，转矢气较多，泻稀便数次，小便增多。

2008 年 10 月 25 电：视物更清，血压升至 190mmHg，但无不适，告知阳气回升，无妨。

后告知共服六剂，视力、血压均已正常，不再服药。

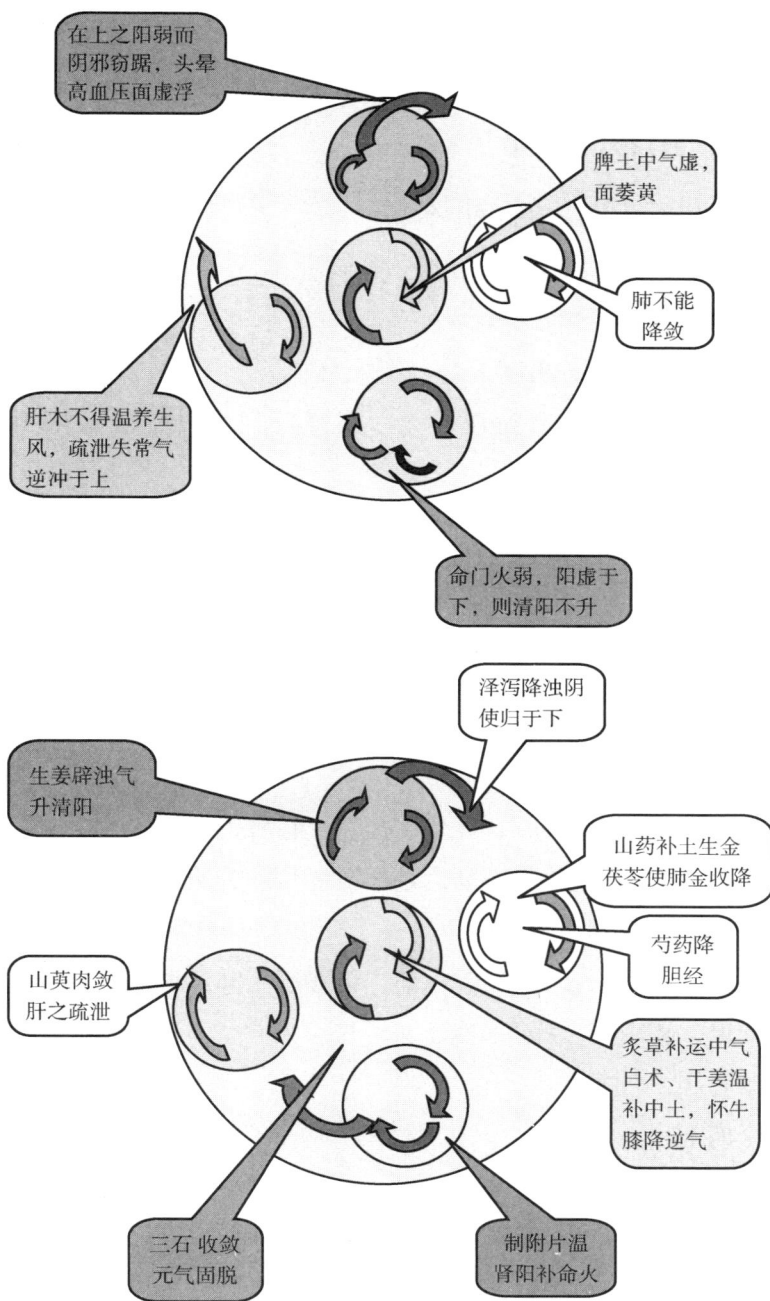

在上之阳弱而阴邪窃踞，头晕高血压面虚浮

脾土中气虚，面萎黄

肺不能降敛

肝木不得温养生风，疏泄失常气逆冲于上

命门火弱，阳虚于下，则清阳不升

高血压眼底出血

命火衰微，清阳不足于上，阴邪窃踞阳位。

泽泻降浊阴使归于下

生姜辟浊气升清阳

山药补土生金茯苓使肺金收降

芍药降胆经

山萸肉敛肝之疏泄

炙草补运中气白术、干姜温补中土，怀牛膝降逆气

三石 收敛元气固脱

制附片温肾阳补命火

高血压眼底出血

2009年6月，遇于濮阳，体质好于以往，再生障碍性贫血也未发展。

119

高血压，阳明不降

——浊滞阳明，降机不畅

吴某某，男，44岁，山西人。

2010年3月27日，高血压年余，服降压西药，血压保持140/90mmHg。

面略赤，唇紫，舌胖紫，苔黄厚浊腻。畏热，多汗，盗汗，纳可。

脉沉紧有力，尺弱。掌色紫绀，膝冷。

浊滞阳明，降机不畅。

处方：生半夏30g，黄连5g，天冬15g，熟地60g，生牡蛎45g，生龙骨30g，制附片45g，丹皮10g，云苓30g，泽泻30g，生山萸肉60g，菟丝子30g，生姜30g。

文火煮2小时，余300ml，日分3次服。七剂。

2010年4月22日电，服一剂，自汗盗汗均止，服七剂，血压已降至接近正常。（仍在服西药降压药）

2010年4月26日，已服二十一剂，仍在服用降压西药，血压接近正常。唇紫退，膝冷去，舌苔变薄。

脉沉紧转缓，左关濡。

守方十四剂。

嘱酌情减西药，渐渐停服西药。

2010年5月14日电，舌苔仍黄厚腻，已减停服西药，血压正常。

嘱守方加枳实10g，厚朴15g。

2010年6月3日，未服西药，中药已停十日，血压已正常，最高129/89mmHg，平日121/80mmHg。脉已缓和，舌苔略厚，稍有汗出。

处方：生半夏30g，干姜15g，黄连5g，黄芩8g，厚朴10g，砂仁10g，枳实10g，怀牛膝30g，生牡蛎30g，天冬15g，甘草15g，党参30g，大黄10g，生姜30g。

文火煮半小时，余300ml，日分3次服。十四剂。

按：此症，面赤，舌苔黄厚，属阳明不降。胃为诸经降之门，胃腑宜通降，胃经降机受阻，则浊气不降，肺胆降机亦不畅，故上热，汗出、盗汗。

上盛则下虚，相火不降，下焦阳虚，故尺脉弱，膝冷。

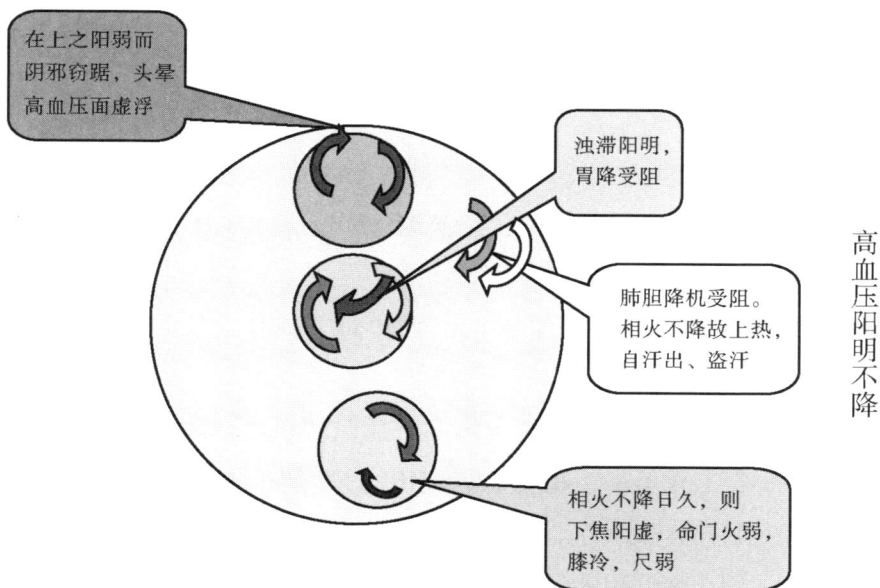

在上之阳弱而阴邪窃踞，头晕高血压面虚浮

浊滞阳明，胃降受阻

肺胆降机受阻。相火不降故上热，自汗出、盗汗

相火不降日久，则下焦阳虚，命门火弱，膝冷，尺弱

高血压阳明不降

高血压二十余年，肝用太过
——升散而不收，肝阳上亢

2010年3月28日，董某某，女，70岁，北京人。

高血压二十余年，常服降压西药，时心率快，常服稳定心率西药。

面色赤，唇紫。

脉弦硬如新张之弓，左关可见脉体高突，两尺弱。

肝用太过。

处方：当归23g，制首乌30g，片姜黄10g，熟地45g，生龙牡各30g，生山萸肉60g，炙草23g，制黑附片15g，晒参10g。文火煮1小时，余300ml，日分3次服。七剂。

肝脉弦，但其弦如长竿末梢，柔软而有弹性，若弦硬则为肝用太过。

肝与其他四脏一样，均有"体"，"用"，"肝之体阴而用阳"。肝之体为酸收，肝之用为辛，疏泄生发，用太过即是升散而不收，所谓肝阳上亢，症见易怒、烦躁等。

什么原因会使肝用太过？大多属情志为病。其二，是肾水不足，不能濡肝木，体不足而用太过，即是水不涵木。老年人肾水渐涸，故应温以补肾水。

2010年4月18日，已服十四剂，血压仍高146~160mmHg/90~100mmHg，已不服降压西药。仍服控制心率西药，心率正常。

处方：茯苓45g，生半夏30g，怀牛膝30g，龟甲15g，生龙牡各30g，代赭石30g，生山萸肉60g，炙草23g，制黑附片10g，枸杞30g，菟丝子30g，片姜黄6g，丹参30g，砂仁6g。七剂。

煮服法同前。

2010年4月30日电，血压已不高（130mmHg/90~100mmHg），已停控制心率西药，心率100次/分钟，自觉心慌。

2010年5月6日电，已服二十一剂。停服西药后，有时血压高，有时晕，几天后渐渐好转。近几日，思睡入睡艰，现在血压已降至137/90mmHg，心率由100次/分钟降至80次/分钟。血压高时又服降压药，降至一片或半片（压氏达），控制心率西药早已全停。

2010年5月14日，已服药二十七剂，血压初升至160/110mmHg，渐降至130/90mmHg，心率时快，80~100次/分钟，面赤已退，纳可，原夜溲2次，现已无，肾气渐复。

脉左寸关弦硬，尺缓和沉稳。

守方加高丽参23g，五灵脂18g，十四剂。

2010年6月12日，服药一直血压稳定，渐降至正常值，5月2日已停服所有西药。渐渐隔一日或二日服一剂中药，血压仍稳定115~135mmHg/84~90mmHg，心率由停西药后100次/分钟渐降至65~75次/分钟，眠食体力均佳，面赤已全退，脉左寸已缓，关尚弦硬，但原突起可见现已潜平，苔薄白。

守方十四剂。可酌情隔一二日服一剂。

按：此症在治疗期间，辅以读习修养心性之书，渐渐性情由易怒焦躁转柔和。

疑难病一例

——冷热不定，游移疼痛，十剂而愈

2005年夏，高某某，男，53岁，河南人。

自诉：3年前，初病症状，身一侧冷，另一侧热，左右不定，冬天亦如是，身一侧盖被子尚冷，另一侧，袒之尚觉热，纳差。

去医院体检，查不出任何病，输液消炎，无效，四处求医无果。

渐渐身上不定处疼痛甚，无红肿，后身渐渐畏寒，脚反热，冬亦伸出被外。曾随疼处针灸、拔罐，数日后又转别处疼痛，后转至牙痛致头面肿，彻夜不能寐，输液消炎数日，牙痛稍轻，又转为一侧胁下红肿如疮疽，痛不可忍。

渐食纳减，畏寒，夏着棉衣。

刻下：消瘦，朝食暮吐十多日，自言病已不能愈，属倒食病，其母死于是病，其祖上亦有人死于是病，情绪异常低落。

诊其脉浮弦大，两尺极弱。元阳元阴虚愈。

我安慰他，并非不可治之症，若服一剂药当能不吐。

处降逆止吐，兼温补命门。一剂。次日不吐，但仍无多大信心。

又处桂附地黄丸，方改汤剂，七剂，服后诸症皆去。

嘱其再服丸剂巩固。但未再服药。

2006年秋，又胁痛难忍，西医诊断为胆囊炎，输液，时轻时重。

又就近请中医治疗，为处大柴胡汤。电话征求我的意见，知他体质孱弱未复，告诉他不能服；见其不信，便说：不然，服一剂试试。一剂后腹泻数次，虚甚，几卧床不起。

为其处桂附地黄丸合逍遥丸改汤剂，十剂而愈。

按：此症初起乃气虚不调，阴阳不能相持，应治在补元气中气。

失治，渐元气虚，肾水不足，阴不能抱阳，龙雷之火不能归元，浮游不定，故身疼无定处或不定处肿痛。误用消炎清火输液，损及命门之火，此火乃釜底之火，损之则脾胃不能腐熟水谷，故不能化食，朝食暮吐。投以温命门之剂，效佳。

后病胆囊炎，以大柴胡汤治之本属正治，但体质孱弱，不能耐大黄之寒、枳实之破，误泻致虚。

故以桂附地黄合逍遥丸，温补下元兼调肝木之滞，十剂而愈。

三十多年肩周炎，筋脉拘挛

——见效之快实出意料

贾某某，女，63 岁，河南濮阳中原油田人。

2007 年 4 月 10 日，右肩关节活动受限有"喀嗒"声音，右臂拘挛不能抬举多年，抽搐频发，牵引背肋颈项牙关及目。

刻诊：面色青黄不华，唇口淡紫，目眶黧黑，舌淡齿痕，脉细弱，右寸浮，无汗。

病起于胎产已三十多年，寒伏厥阴。肝主筋，寒主收引，筋失荣养。故为疏方，桂枝加葛根汤，三剂。

处方：葛根 60g，桂枝 45g，杭芍 45g（炙），甘草 45g，生姜 45g，大枣 12 枚。

服一剂后觉有好转，拘挛减轻，见效之快实出意料！

2007 年 4 月 17 日二诊：温阳通络为主。

处方：葛根 90g，桂枝 45g，杭芍 45g，麻黄 5g，制黑附片 45g，干姜 45g，炙甘草 60g，辽细辛 30g（后 15 分钟下），当归 30g，川芎 30g，炒桃仁 30g，红花 15g，生北芪 120g，党参 60g，生姜 45g，大枣 12 枚。

加水 3000ml，文火煮 2 小时，取 500ml，日分 3 次服，十剂。

服三剂开始腹泻，阴寒得去，佳兆。

本方共服十五剂，背肋拘挛已减。

2007 年 5 月 5 日，三诊，知上方服后未得汗，守方加量。

处方：葛根 120g，桂枝 45g，杭芍 45g，麻黄 10g，制黑附片 60g，川干姜 60g，炙甘草 90g，当归 30g，川芎 30g，炒桃仁 30g，红花 15g，生北芪 250g，晒参 30g（捣另炖），辽细辛 45g（后 15 分钟下），生姜

45g，大枣 12 枚。

加水 3000ml，文火煮 2 小时，余 500ml，入参汁，日分 3 次服，服后啜小米粥，温覆取微汗。

十剂，服一剂后加黑龙丹，日一粒。

2007 年 5 月 7 日，电告：服一剂后啜小米粥温覆得汗，服黑龙丹后，至夜，拘挛处自己抽动伸筋，不能自禁。

2007 年 05 月 20 日，四诊。

服上方期间，日腹泻 2 次，右肩自动伸筋，不能自禁，右肩关节已无"喀嗒"声，背肩颈拘挛已痊愈，唯肩井穴处拘挛，查见有肌肉下陷，此久病肌肉已萎缩，嘱渐加锻炼。

面色转红润，目眶黧黑已退，爪甲转红润，脉缓和有力，正气已复。守方七剂以巩固疗效。

处方：葛根 120g，桂枝 45g，杭芍 45g，麻黄 10g，制黑附片 75g，川干姜 60g，炙甘草 90g，当归 50g，川芎 30g，炒桃仁 30g，红花 15g，生北芪 250g，晒参 30g（捣另炖），辽细辛 45g（后 15 分钟下），生姜 45g，大枣 12 枚。

加水 3000ml，文火煮 2 小时，余 300ml，入参汁，日分 3 次服。十剂。

风湿性关节炎，痛不可忍，感寒更甚

——太阳少阴表里同病

2010 年 3 月 17 日，靳某某，女，45 岁，北京人。

颈肩痛数年，腰痛，两臂痛不能持物，遇冷则疼痛更甚。畏寒，出冷汗，项强，便秘，失眠。

面赤如妆，舌嫩，苔腻，肢厥如冰。

脉沉紧，尺弱。

寒袭太阳，渐渐入里，表证仍在。

处方：桂枝 45g，麻黄 15g，赤芍 30g，杏仁 15g（捣），粉葛根 90g，炙草 45g，生芪 120g，红参 30g，制黑附片 30g，生姜 45g（切），大枣 12 枚（擘）。七剂。

加水 2000ml，文火煮 90 分钟，余 300ml，日分 3 次服。嘱避风。

服一剂，汗出湿衣，觉身体舒适未曾有。

每服一剂，皆汗出。

七剂服完，诸症若失，已正常上班。

按：此症，病起于外感寒邪，寒袭太阳经脉，则颈强，恶寒。失治日久，寒邪内入，则筋骨关节痛。太阳之里即是少阴，病至少阴之时，体内阳气渐虚，疲累，畏寒，腰痛，太阳少阴同病。

恩师讳李可先生教诲："邪之来路即是邪之出路"，故用麻附细汤两解太少。

附子能温少阴肾之阳，温里助荣

麻黄生姜能开卫之闭

赤芍通经脉

桂枝助荣气，温通经络血脉

内收之气为卫

外宣之气为荣

辽细辛能交通少阴太阳表里

粉葛根升阳明大肠经 理颈项

中气动旋产生升降四维 生芪大补中气 以助荣卫 炙草补中气

太阳表里同病 麻附细

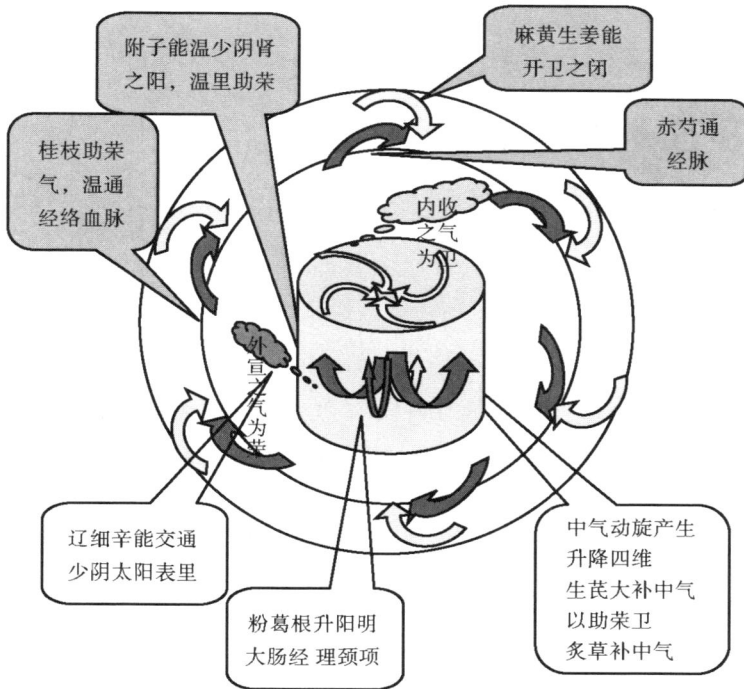

太阳之里即是少阴。少阴阳虚则荣气弱，不能荣濡筋骨，畏寒关节痛。

129

强直性脊柱炎两年

——寒凝督脉

2009 年 4 月 24 日，万某某，男，18 岁，山东人。

患强直性脊柱炎两年，其父携其赴京等多方治疗无效，情极可悯。

刻下：晨僵，左髋部痛甚，步履蹒跚。命门穴处痛甚，指冷。三部脉沉细紧，两尺沉紧无力，舌淡苔薄白，舌下瘀络。

诊为寒凝督脉。处方用恩师讳李可先生所创新订乌头汤。

处方：生芪 250g，制川乌 30g，防风 30g，黑小豆 30g，炮附片 30g，干姜 30g，炙草 60g，麻黄 10g，辽细辛 30g，肾四味各 30g，云苓 45g，生姜 45g，桂枝 45g，蜂蜜 50ml。

加水煮 2 小时，日分 3 次服，十四剂。

2009 年 05 月 11 日复诊：

其父喜形于色，言服药三剂痛止，一周后腰部晨僵几去，服药期间，流鼻涕，打喷嚏，乏力，上课易困，髋骨痛去，走路已正常。

守方，炮附子加至 60g，加辽细辛至 45g，麻黄至 20g，十四剂。

之后又守方服一月，病愈。

按：服药期间喷嚏流涕，如同感冒，乃是内陷三阴之邪外出太阳，服温阳剂之正常反应。"邪之来路即是邪之出路"，亦是体内阳气渐充，由内向外，渐渐收复失地，至表重建边防。

强直性脊柱炎，是现代医学之难题，造成此病之因是寒邪。或因外感误治，比如过用清热解毒，滥用抗生素等，致外邪深入骨髓，或汗出沐浴冷水，坐卧寒凉之地，则寒入骨髓。或因过食寒凉如冰等物，寻常食冰不过损伤脾胃，寒入太阴而已，何能深入督脉？必是人体最虚之时，"邪气所凑其气必虚"，肾气最虚之时，用冷水沐浴或饮冷食冰，必寒入骨髓。

又治一病人，患脉管炎左腿已手术切除，今右腿又疼痛难忍，患者痛苦不可名状。为处乌头汤。三剂痛止。

此证由寒邪深伏，痹阻血脉，已成沉寒痼冷顽症，非大辛大热温通十二经表里内外之乌头、附子猛将不能胜任。合乌头、炮附子而为大辛大热，开冰解冻，益气破瘀，通络定痛之剂。

按：乌头汤，主药制川乌，与附子、天雄属同一植物。

川乌为毛茛科植物乌头的干燥母根。本品初生发芽长出地面时，形如乌鸦之头，故名乌头，产于四川省者又名川乌。始载于《神农本草经》，列为下品。附子生于母根两侧各一，体形较大，其形八角，独生者为天雄。

生附子，其皮灰黑，肉白。其皮毒性甚大，故用皆去皮，捣时闻之即觉口鼻发麻紧滞。曾煮汁服尝之，煮时有香味，无制附子之苦味，故用时去皮，捣破，煮2小时，按症定量（切忌症轻药重），备蜂蜜、防风、炙草、黑豆等，出现中毒现象时，服之即解其毒。恩师常用于治疗各种寒邪坚凝之痼疾重症，温通经络之力过于制附子（制附子温下元命火）。

川乌温通经络之力过于生附子，其性走而不守，内服多用制川乌。

诸证痛剧，邪盛正虚，邪愈盛，痛愈甚，病机十九条谓诸疮痛痒皆属心火，心主血脉，寒盛血脉凝阻，不通则痛。若邪盛正虚则心火血脉不能宣畅，则痛加剧，若正渐复，邪渐祛则痛减。

乌头汤用于治疗寒邪痹阻经络之疼痛，有极好的效果。

中药炮制工序繁杂，现在多不遵古法，故中药品质很难保证，特别是制附片，品种极多，质量好者甚少。简单的鉴别方法如下：

外观：制黑附片，表面色黑，折之质脆，断面如胶质状。若质软无胶质透明状，则多为盐附子，或用其他化学药品制过，不能使用。

嗅之无刺鼻气味。

以舌舐之，无咸味。若有咸味或其他刺激气味，则不能用。

取豆大附片，咀之，应有苦味，但无咸味及其他刺激气味，咀后十数分钟后应有口舌稍麻之感，若无麻舌感，则无药效。

腰痛不能俯仰，腰椎间盘膨出年余

——骨病从肾论治

2009 年 11 月 19 日，周某某，男，37 岁，广东人。

腰椎间盘膨出年余，腰痛不能俯仰，不能蹲起，多方治疗乏效。正在服中药，土鳖、川芎、狗脊、骨碎补等味已八十余剂，症状未减。

望之面色晦黯，唇紫，舌淡紫，苔厚腻。

脉沉细，紧，尺弱不满部。

少阴阳虚，肾气虚惫。

腰乃肾之府，肾气不足则腰痛不能俯仰。骨病属肾，腰椎病皆因肾气虚惫所致。面色黯，亦肾水之色外泛。

处方：制川乌 30g，制黑附片 30g，干姜 30g，炙草 30g，桂枝 45g，赤芍 45g，生芪 120g，粉葛根 90g，云苓 45g，黑小豆 30g，防风 30g，生姜 45g（切），大枣 12 枚。

文火煮 2 小时，余 300ml，入蜂蜜 50ml，日分 3 次服。七剂。

禁房事，忌食生冷海鲜，忌饮酒。

2009 年 11 月 27 日电，已服六剂，疼痛全消，行动已无碍。

"肾主骨"，骨病从肾论治。

究其原因，肾何以伤？多由纵欲，嗜酒。《内经》有云"今时之人……以酒为浆，以妄为常，醉以入房，以欲竭其精，以耗散其真……故半百而衰"。

故忌食寒凉伤阳之食物，更须忌酒色。

干燥综合征
——圆运动复圆，命火自然化生

刘某某，女，58 岁，北京人。

2009 年 8 月 16 日一诊：2009 年 6 月西医诊为"干燥综合征"，服西药治疗乏效。

刻下：口干，目干无泪，干咳，时常觉燥热，舌尖干、痛，饮不能止渴，大便燥秘，小便不禁，疲累甚。

面目黯，舌淡裂纹。

脉弦浮搏指，两尺浮。

诊为坎中阳虚，水不能汽化。

处方：制附片 45g，干姜 15g，炙草 30g，云苓 45g，怀牛膝 15g，杏仁 15g，生山萸肉 60g，晒参 30g，牡蛎 30g，阿胶 15g，熟地 45g，油桂粉 3 米丸（吞），砂仁 10g，龟甲 30g，泽泻 30g，生山药 30g。

加水 2500ml，文火煮 2 小时，余 300ml，日分 3 次服。七剂。

2009 年 10 月 6 日，已服十六剂，服药期间，矢气频转，大便已不秘，日数次。

干燥好转，间有两次流泪，走路已不觉累。面目黯渐退，舌裂纹渐渐变小，夜至晨已不口渴，小便不禁已愈。

脉已敛，右尺稍紧，左尺弱。

处方：守方，加百合 20g，菟丝子 30g，沙苑子 30g，七剂。

2009 年 11 月 26 日，干燥综合征，已愈十之八九。

舌尖痛已去，大便已正常，皮肤头发仍干燥。

守方减附片为 15g，减云苓为 23g，去泽泻。十四剂。

共服药2个月，诸症痊愈。

恩师所著《李可老中医急危重症疑难病经验专辑》中载："一妇女教师62岁，患'干燥综合征'8年，先用激素疗法无效。口干无津，饮水愈多，干渴愈甚，终致舌干不能转动，不仅无唾液，亦无涕泪，阴道干皱，大便干结如羊粪球，舌光红如去膜猪腰子，唇干裂，口舌疮频发。曾服省内及洛阳名医中药数百剂，大率皆养阴增液之类，或辛凉甘润，或养胃阴、存津液，历年遍用不效。诊脉沉细微弱，面色萎黄无华，四肢不温，双膝以下尤冷。遂以大剂参附汤直温命火，以蒸动下焦气化之根，令阳生阴长，附子通阳致津液，使水升火降，佐以大剂引火汤大滋真阴以抱阳，小量油桂米丸吞服，引火归原，10剂后诸症均退，舌上生出薄白苔，津液满口。"

按：汽化：在下之水气化为汽，蒸腾以为上焦之津液。水谷入于胃，如釜之有水，而下焦命门之火腐熟之，故命门之火为气化之根。水化为汽，敷布于全身荣卫腠理皮毛，则周身润泽，故汗泪涎涕唾——五液皆出于肾水。

若下焦阳虚，犹釜底无火，水不能汽化，则无津而干燥。

此例患者，脉浮，相火不能降敛，浮于上而觉燥热，下元命火虚衰而津不上承。

故治之以温补命火，兼降敛肺金以收相火。

命火何以衰于下？其中一重要原因，是肺金不能收降相火。命门之火主要来自肺金及胆经，金气降敛使相火封藏于肾水中，是谓命火。

肺为娇脏，最畏木火刑冲克伐，若有木火刑冲则不能敛降。

补命门火之法，除用大热之附子直补之外，使肺金能降、肾水能藏，中气圆运动自然化生之为根本大法。

时逢秋令，方中补肺金之味颇多，即是收降肺金，使圆运动自然化生命火之意。二诊方中加百合。三诊，阳气渐复，减附片量。使其圆运动复圆，自然化生阳气。

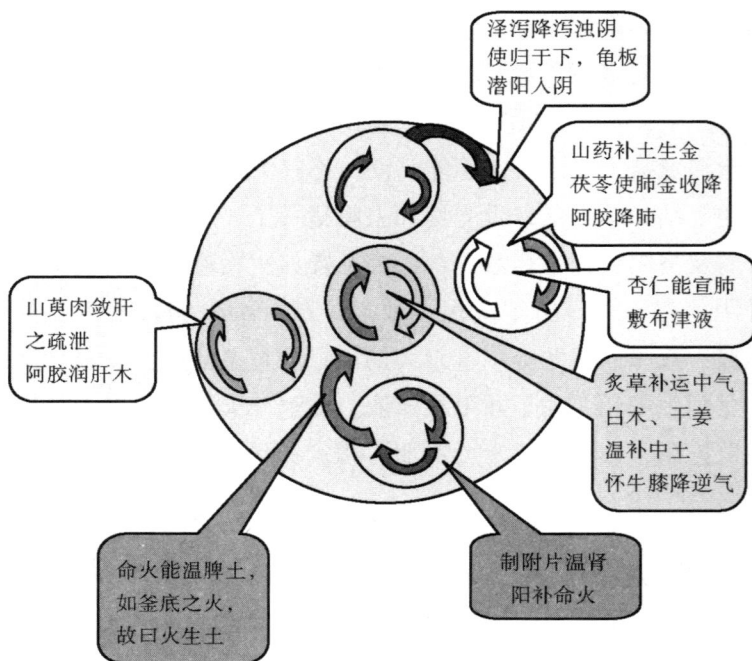

干燥综合征

命火衰微，不能温煦脾土。犹釜底无火，水不汽化，津不上承。

泽泻降泻浊阴使归于下，龟板潜阳入阴

山药补土生金茯苓使肺金收降阿胶降肺

杏仁能宣肺敷布津液

山萸肉敛肝之疏泄阿胶润肝木

炙草补运中气白术、干姜温补中土怀牛膝降逆气

命火能温脾土，如釜底之火，故曰火生土

制附片温肾阳补命火

更年期综合征

——中气虚则不能收摄

2009 年 9 月 15 日，熊某某，女，52 岁，江西人。

燥热时发，自汗出，动则大汗淋漓，两年余，眠差，西医诊为更年期综合征。

脉右寸缓，关弦，尺弱，左寸缓，关弱，尺弱于右。

舌淡，面苍黄，目眶黯。

膝冷如冰，两足跟痛。

处方：晒参 30g，山萸肉 60g，熟地 30g，生山药 30g，云苓 30g，龟甲 15g（捣），制附片 30g，炙草 45g，干姜 15g，五味子 10g，枸杞 30g，菟丝子 30g。

文火煮 90 分钟，余 300ml，日分 3 次服。七剂。

服一剂后汗减，七剂后汗敛。

电话嘱守方服七剂。

2010 年 3 月电，更年期综合征已愈。

按：随着年龄至"七七"之数，如《内经》所言："七七任脉虚，太冲脉衰少，天癸竭，地道不通，故形坏而无子也。"所以更年期是人的生理中必经环节，身体功能渐渐下降，但不应有不适症状。

女至"七七"，男至"八八"，肾水已虚。善养生者，肾水能藏能固，元气中气尚充足，则无有更年期不适诸症。

此例元气中气皆虚，证见燥热汗出，甚或烦躁，不寐，乃中气虚不能收摄之故。中气乃四维之根，中气弱运旋迟滞，则四维欲散，上则燥热汗出，下则脚膝如冰，即是上热下寒之症。甚则外现轰热，汗出，五心烦热，形同实热，而实则内真寒、外假热之征。

此上热，相火不降之病，缘于中气虚，中气虚久则在下之元气渐虚，元气乃中气之根。

肾水不足，则相火不能封藏，肾主骨，足跟痛亦属肾水不足之症状。

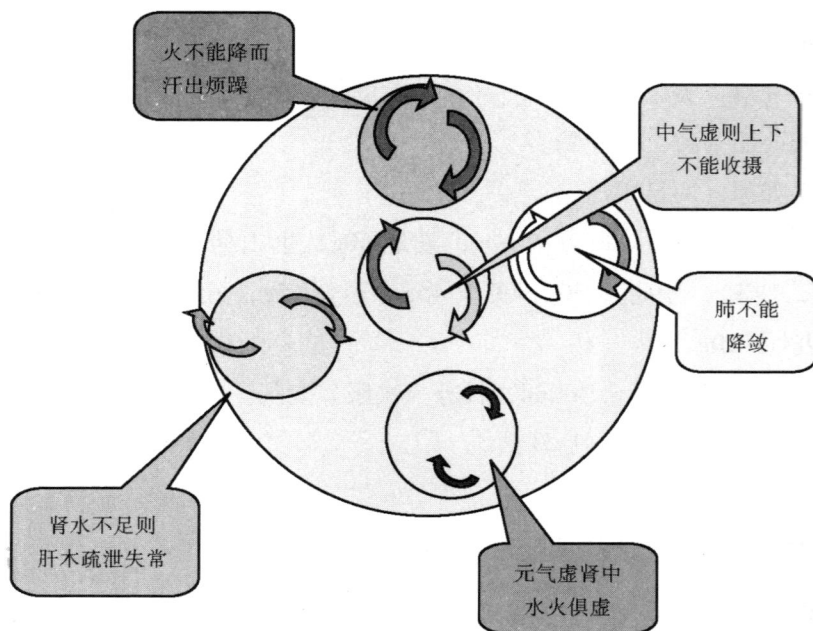

肾炎潜血，脾肾虚寒，自幼孱弱，嗜食寒凉
——温补肾阳以制少阴寒邪

陈某某，女，18 岁，河南长垣人。

2009 年 6 月 21 日，面色晦黯，唇淡紫，舌淡胖，齿痕。

脉虚数，两尺弱，左尺弱而沉涩。

纳差，二便调，月经正常。

自幼体弱多病，嗜食寒凉，西医检查尿潜血（＋＋）。

脾肾虚寒。

处方：党参 45g，生白术 30g，云苓 30g，砂仁 10g（后下），泽泻 15g，炙草 30g，三仙炭各 10g，姜炭 23g，枸杞 30g，盐补骨脂 30g，淫羊藿 30g，酒菟丝 30g，制黑附片 15g，肉桂 10g（后），核桃 6 枚（打破），大枣 12 枚（擘）。

加水 2000ml，文火煮 90 分钟，余 300ml，日分 3 次服。十四剂。

服十四剂后，来电告知，食纳好转，嘱守方连服 1 个月。

2009 年 10 月 6 日电，告知，已痊愈。

按：肾乃先天之本，人之有肾如树之有根，故肾病难治，有的需终身服药。

少阴病寒，究其寒邪之来处，一则嗜食寒凉，寒从脾胃太阴入，渐渐内入，而入于少阴、厥阴。随着古代养生观念的散失，嗜食寒冰，对人的危害甚大。

少阴寒邪之另一来处，即是外感寒邪，寒邪伤表，发热恶寒，若治疗失当，过用寒凉之药清热，不唯伤人表阳，亦伤中阳。寒

邪内陷入肺，症见咳喘，病气管炎、肺炎，肺金为肾水之母，久则及肾，肾炎即由此误治而来。此症之病初因已不可考，但此以为养生者鉴。

嗜食寒凉，则中阳伤，脾胃运化无力，故纳差，胃为后天之本，脾胃伤则体质孱弱，中气、元气皆虚。

故治之重在调理脾胃，后天脾胃若复常，能食能化，则中气渐足，中气能化生元气，即是补后天以生先天，温补肾阳以治少阴寒邪。

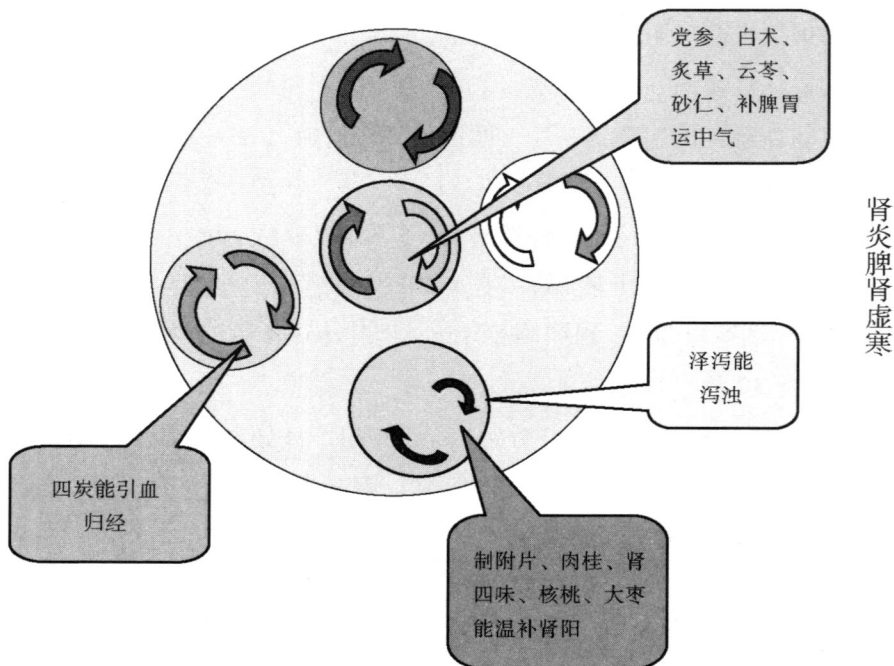

党参、白术、炙草、云苓、砂仁、补脾胃运中气

肾炎脾肾虚寒

泽泻能泻浊

四炭能引血归经

制附片、肉桂、肾四味、核桃、大枣能温补肾阳

肾炎十多年，视物不清如隔雾水

——肾精不能上达于目

2010 年 3 月 5 日，邓某某，女，54 岁，北京人。

肾炎十多年，近来视物不清，如隔雾水。纳可，二便调。

腰困如折，畏寒，肢膝如冰。

面色晦黯，舌淡苔薄。

脉沉紧，右关沉滞，右尺弱涩，左尺沉弱。

处方：熟地 60g，制附片 15g，炮姜 30g，炙草 45g，桂枝 15g，决明子 30g，高丽参 15g（另），菟丝子 30g，生姜 30g（切）。七剂。

加水 2000ml，文火煮 90 分钟，余 300ml，日分 3 次服。

2010 年 3 月 17 日，目昏如水雾感已去，视物已正常，手已转温，腰困好转，守方加沙苑子 30g，七剂。

肝开窍于目，但肾为肝之母，肾精不能上承，则目不清，视物昏花。

熟地、菟丝子补肾精，制附片、炮姜温肾阳，炙草运中，桂枝、决明子疏肝，引肾精上达于目。

风心病心衰，喘憋不得卧寐

——外邪内陷，邪之来路即是邪之出路

李某某，女，54岁，河南濮阳人。

风心病多年渐加重，2009年11月于某医院检查：房颤，风心病，双房大，左房大为著，二尖瓣狭窄（0.85）伴关闭不全，三尖瓣关闭不全，肺动脉增宽，肺动脉高压（约86mmHg）。医院建议手术置换瓣膜，未果，值春节渐渐加重，憋闷甚，闷喘不得卧，有痰不能咯出，甚则痰鸣。2010年1月查双房较前又增大。

2010年2月20日，刻诊：面色晦黯黧黑，两颧紫赤如涂油彩。唇黯紫，舌淡，苔薄白，指白如纸，肢厥如冰。

胸憋闷喘不得卧寐。

脉三五不调，涩，微弱欲绝，右寸滑上，两尺弱甚。

肾气微弱，心阳欲绝，心病及肺。

危！速用恩师讳李可先生所创破格救心汤急救。

处方：生半夏45g，制黑附片45g，干姜45g，炙草60g，晒参30g，生龙牡各30g，活磁石30g，生山萸肉90g，生姜45g（切），大枣12枚。十剂。

加水2500ml，文火煮2小时，余300ml，分3次服，日夜连服两剂。

2010年2月27日电，已服十剂，已能卧寐。

去生半夏（购不到）加葶苈子15g，车前子15g，改晒参为高丽参20g，加栝楼20g。

142

2010 年 3 月 6 日电，已服十七剂，服药期间症状或轻或重，甚则不能卧寐。

昨夜胸憋欲死，但咳出胶黏浓痰甚多，至天亮，闷喘咳诸症若失，精神体力均增加，由卧床不起已能自由行动。

次日即去医院检查，诊为重度心衰，建议速做手术，但患者自觉较前症状大减，遂不接受手术，而继续服用中药。

2010 年 3 月 9 日电，诸症已去，已能外出行动，唯活动时间稍长则腰困。

守方去栝楼加菟丝子、肉苁蓉、枸杞各 30g。日一剂，继续服用。

2010 年 4 月 1 日电，早已赴石家庄打工，诸症均去。

嘱忌劳累，守方继续服药。

2010 年 5 月 8 日，于北京面诊：已服药七十一剂，面色红润，已无病容，与前判若两人，已能正常劳作，一如常人。

偶有黏痰，不易咯出，指掌色已红润。

脉左寸关弦紧，尺濡弱，右寸浮紧，尺弱。

处方：制黑附片 60g，干姜 45g，炙草 60g，高丽参 30g，葶苈子 15g（包），杏仁 15g，辽五味子 23g，麻黄 5g，生龙牡各 30g，活磁石 30g，生山萸肉 90g，菟丝子 30g，肉苁蓉 30g，枸杞 30g，云苓 30g，生姜 45g，炙冬花 10g，炙紫菀 10g，生姜 45g（切），大枣 12 枚，日一剂。煮服法同前。

按：以脉证分析，此病当属外邪内陷入于少阴心、太阴肺，"邪之来路即是邪之出路"，故用麻黄托透伏邪。

彭子所著《圆运动的古中医学》言一切病皆本气自病，否认伏邪之说，此例患者，心阳虚甚以至于心衰，咳，有痰黏稠，不易咯出，亦伏邪也。我曾就此伏邪问题问过恩师，师言："虽然，本气自虚，亦必有外邪引发之"，我想此即所谓"因缘会合"。"伤风不省便成痨"，外邪内陷，影响了脏腑的正常功能。譬如外感风寒，若治之不当，误用清热解毒，甚或用抗生素或激素——此犹自撤藩篱、自毁长城——表证虽去，而邪已内陷，若陷入太阴脾则下利腹痛、纳差不化，若陷入太阴肺则喘咳——外感后遗咳嗽经久不愈者甚多，或气管炎、肺炎——"伤风不省便成痨"，若外邪陷入少阴肾则病肾炎等病，若外邪内陷入少阴心则病心肌炎等心脏病，所以有许多病是由些微风寒小病误治而来，可不慎乎！

此例病因已不可考，但据脉有两寸浮紧之象，又见太阳之证，考虑内陷之邪发出太阳，故顺势以麻黄助之。

2010 年 6 月 17 日电，又服三十剂，诸症均去。精神体力均佳，已如常人，正常劳作。

2010 年 6 月 21 日，前数日，遇事惊恐，情绪激动，房颤又作，数日方才恢复。

嘱忌劳累，避免情绪不安定。

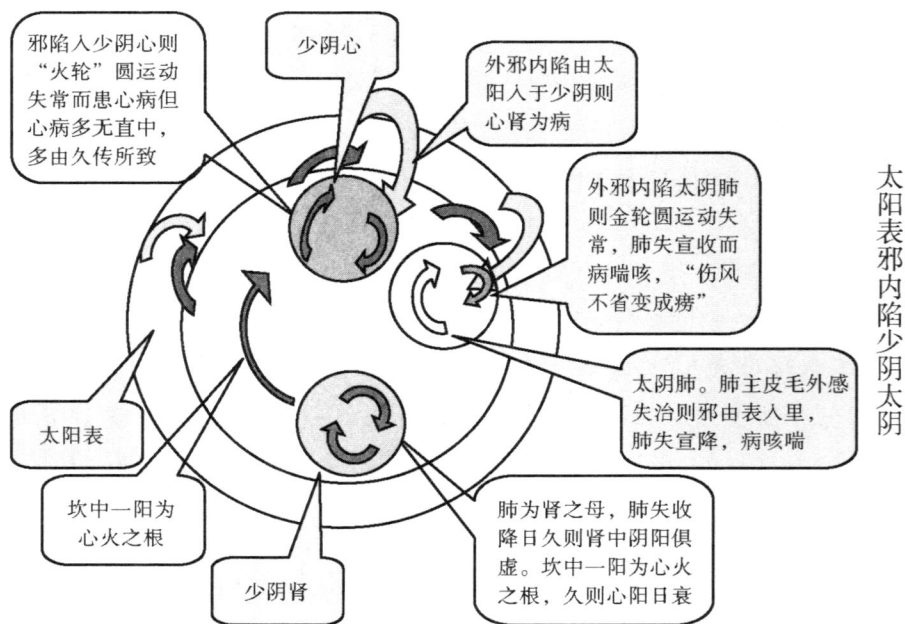

邪陷入少阴心则"火轮"圆运动失常而患心病但心病多无直中，多由久传所致

少阴心

外邪内陷由太阳入于少阴则心肾为病

外邪内陷太阴肺则金轮圆运动失常，肺失宣收而病喘咳，"伤风不省变成痨"

太阳表

太阴肺。肺主皮毛外感失治则邪由表入里，肺失宣降，病咳喘

坎中一阳为心火之根

少阴肾

肺为肾之母，肺失收降日久则肾中阴阳俱虚。坎中一阳为心火之根，久则心阳日衰

太阳表邪内陷少阴太阴

心脏病搭桥四根术后，脑动脉梗阻百分之九十，肾萎缩积水，腹主动脉瘤

——心阳衰微，血脉凝阻

2009 年 11 月 29 日，贾某某，男，67 岁，北京人。

病史：2003 年心脏手术搭桥四根；2006 年做超声碎石，致肾萎缩（2009 年 8 月 6 日彩超示：左肾大小 8.7cm×4.7cm，右肾大小 9.1cm×4.7cm），一度尿血，肾实质弥漫性改变，肾积液。2009 年 4 月双侧颈动脉均阻塞 90%，住院治疗后，至 2009 年 8 月仍阻塞 90%、75% 以上。腹主动脉瘤（长 9.8cm×4.6cm），伴多发斑块形成。

刻下：头晕甚，不能行动，恶心、纳差，神疲乏力，自言四种病均属致命的重症。下脘腹主动脉瘤处坚硬，不敢按压，但患者性格较乐观，自言就像装个炸弹，感冒打个喷嚏就能爆炸，所以很怕感冒。

面晦苍黯，唇紫，舌淡苔滑腻，舌下瘀络。

脉迟，浊，尺弱右甚。

浊瘀血脉。"心主血脉"总由心阳衰微，血脉凝阻。

处方：桂枝 8g，赤芍 15g，红花 10g，制附片 10g，干姜 10g，晒参 15g，云苓 30g，车前子 15g（包），炙草 15g，菟丝子 30g，炒三仙各 10g，生半夏 15g，生山萸肉 30g。

文火煮 1 小时，余 300ml，日分 3 次服。十四剂。

2009 年 12 月 28 日，已服十四剂。服七剂时左臂突然无力，停一会复常。腹中时有跳动，头晕略有好转，守方加量。

处方：制附片 30g，干姜 30g，生白术 30g，生半夏 45g，赤芍 15g，姜炭 10g，云苓 45g，泽泻 3g，晒参 30g，菟丝子 30g，生山萸肉 60g，

145

车前子 15g（包），生姜 30g（切）。七剂。

文火煮 2 小时，余 300ml，日分 3 次服。

2010 年 1 月 12 日，又服六剂，大便溏，觉脐部腹主动脉瘤处跳痛，很是担心瘤会爆炸，偶有上火，鼻干。

脉迟，右脉沉紧，尺涩结，左关下结滞。

处方：制附片 45g，炮姜 30g，姜炭 15g，云苓 45g，泽泻 30g，生白术 30g，阿胶 9g（化入），生半夏 30g，当归 15g，砂仁 15g（后下），晒参 30g，菟丝子 30g，生山萸肉 90g，车前子 15g（包），赤芍 15g，炙草 23g，生姜 30g（切）。七剂。煮服法同前。

2010 年 1 月 20 日电，服此方后腹中雷鸣，有阵痛感，已服六剂，服药后腹中跳动减，原腹部按痛，今按已不痛，大便日 1~2 次，溏。

嘱守方续用，七剂。

2010 年 2 月 3 日电，仍大便溏，余无不适。嘱守方七剂。

2010 年 3 月 4 日，已服药四十剂，头晕恶心已去，体力增加，唇略转红，舌淡，脉如前。

处方：制附片 45g，炮姜 35g，云苓 45g，泽泻 30g，生白术 30g，阿胶 9g（化入），生半夏 30g，当归 15g，晒参 30g，菟丝子 30g，生山萸肉 90g，赤芍 15g，炙草 23g，熟地 45g，巴戟肉 30g。七剂。煮服法同前。

2010 年 3 月 24 日，前方续服至今，体力增加，已能自由活动 1 小时，按腹部动脉瘤处已不痛，余无不适。

守方加红花 15g，十四剂。

2010 年 4 月 19 日，已服药七十余剂。精神体力持续好转，已能整日自由行动。下脘硬处已变软，按压无痛感，血压有时高（130~145mmHg/95~115mmHg）。

守方加生龙牡各 30g，活磁石 30g，十四剂，煮服法同前。

2010 年 5 月 4 日西医检查，颈动脉由堵塞 90%、75% 以上，减为堵塞 60%、57%。

萎缩之双肾渐恢复，原左肾大小 8.7cm×4.7cm，右肾大小 9.1cm ×4.7cm。现 2009 年 8 月 6 日彩超，右肾大小 11.5cm×5.7cm，左肾大小 10.1cm×5.4cm。

一气贯穿圆运动

——道生一气

气来源于哪里

"道生一，一生二，二生三，三生万物。"宇宙未形成前，称为鸿蒙未判的无极态，从无极演化为"一"的过程，分为太虚、太易、太初、太素、太始五大层次，总称为"无极""混沌""真一"状态，这是自然的最根本状态。道就是最终极的自然规律。

《道德经》："有物混成，先天地生。寂兮寥兮，独立不改，周行而不殆，可以为天下母。吾不知其名，字之曰道，强为之名曰大。"

佛家认为气乃至宇宙生于"觉明空昧"，"真如自性"，这即是佛经中讲到的真空生妙有。

"觉明空昧""道"的境界不是我们用思维可以想象的。

"道"产生先天元炁即"道生一"，先天元炁生出先天元气，先天元气动即分出"阴"和"阳"，此即"一生二"。

"纯阳无气，纯阴无气，阴阳交合，乃能成气。"阴阳配合产生中气，此即"二生三"。

中气运旋，气中阴阳消长产生六气、六气运旋产生宇宙万物即"三生万物"。

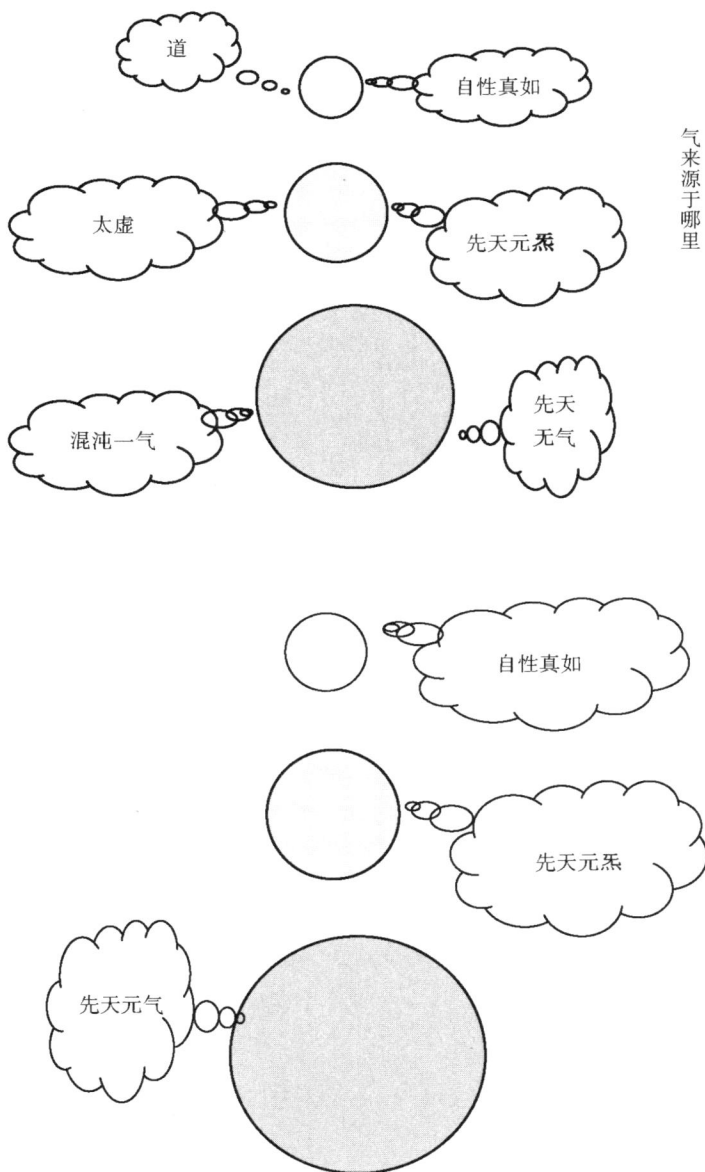

道生一气
气来源于哪里

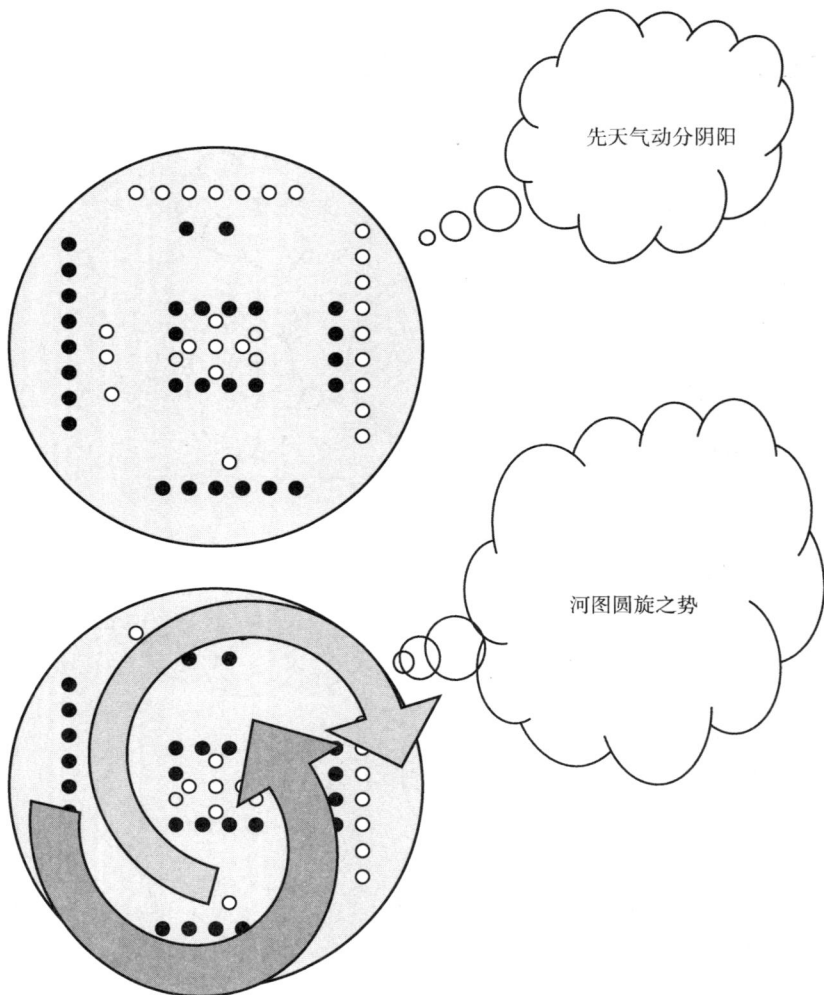

先天气动分阴阳

河图圆旋之势

河图中阴阳之分布，已有圆旋之势。其阴之连系，与阳之连系即是一圆旋，其形象即是太极图。

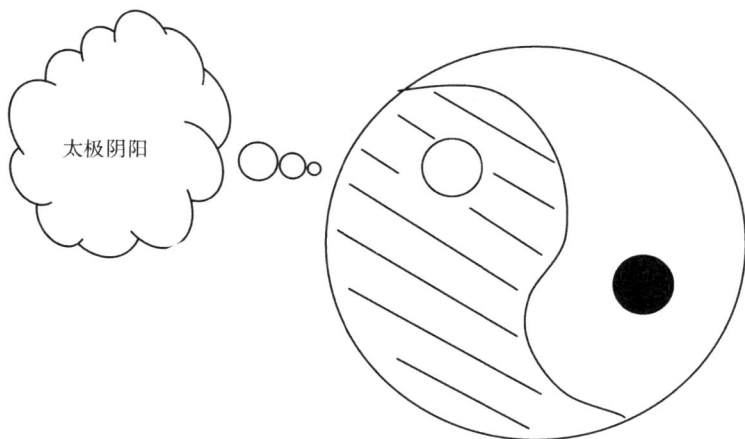

洛书——中气与四维圆旋图

一、三、五、七、九为阳，清阳上升，二、四、六、八、十为阴，阴性下降，阴阳升降，九为老阳，六为老阴，升极而右降，降极而左升，周而复始是谓圆旋。

四九为金、二七为火、三八为木、六一为水，把此四维与中气五连系起来，即是四条旋臂，如银河系也有四条旋臂，此即是圆运动规律。

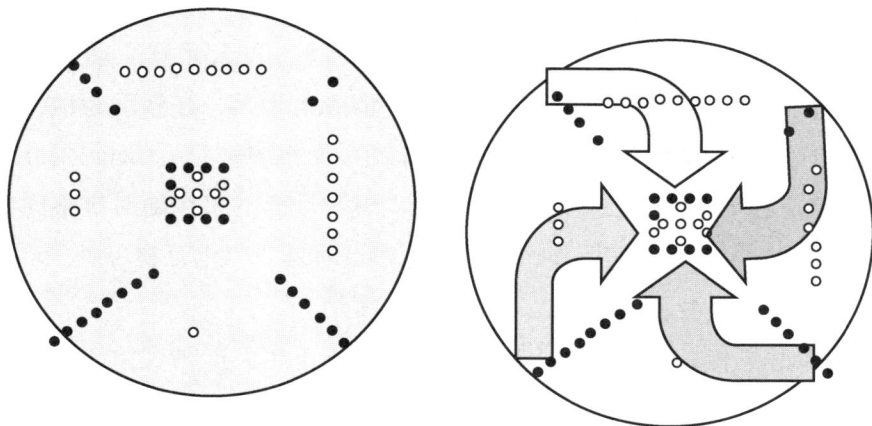

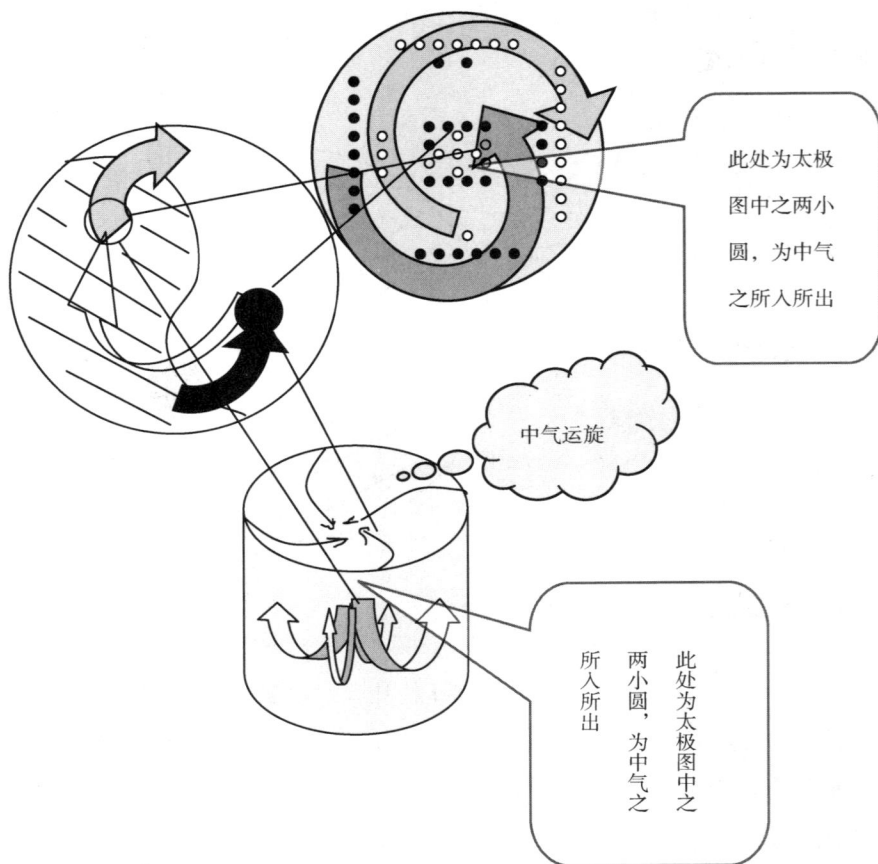

此处为太极图中之两小圆，为中气之所入所出

中气运旋

此处为太极图中之两小圆，为中气之所入所出

　　勉强言之："真空生妙有"，妙有即是先天元炁，即"道生一"，先天元炁生出先天元气——混沌（先天地而生），先天元气生动静而有"阴"降和"阳"升，此即"一生二"。清者上为天，浊者下为地，则天地定矣。天为阳，地为阴，天地之间为阴中气，中气乃天地阴阳升降交合运旋之气，即"二生三"。"阴""阳"配合的多少随时空不同各有不同而为六气。中气运旋产生宇宙万物，即是"三生万物"。

　　八卦："卦者，大气圆运动的现象之称"。

　　《系辞下传》中说："古者伏羲氏之王天下也，仰则观象于天，俯则观法于地，观鸟兽之文与地之宜，近取诸身，远取诸物，于是始作八卦，以通神明之德，以类万物之情。"伏羲圣人法天则地，以"乾卦"

为阳，以"坤卦"为阴，阴阳配合有八种状态，以象阴阳消长之规律。乾、坎、艮、震、巽、离、坤、兑，"八卦图即宇宙图"。"纯阴与纯阳皆无气"，除纯阳之乾卦、纯阴之坤卦之外，其余六卦即表象六气之状态。

文王圣人，细推演之成六十四卦，《易》详细地分析阴阳消长之规律。

西汉象数易学家孟喜，用十二消息卦（乾、姤、遁、否、观、剥、坤、复、临、泰、大壮、夬），以象十二个月之阴阳消长圆运动规律。

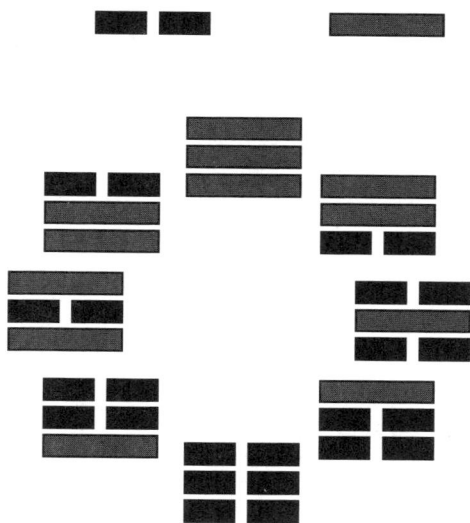

二生三

阴阳交合产生中气，即是二生三，一阴一阳有八种组合方法，即是八卦。纯阳之乾，与纯阴之坤在自然界中并不存在，其余六卦即表象六气之状态

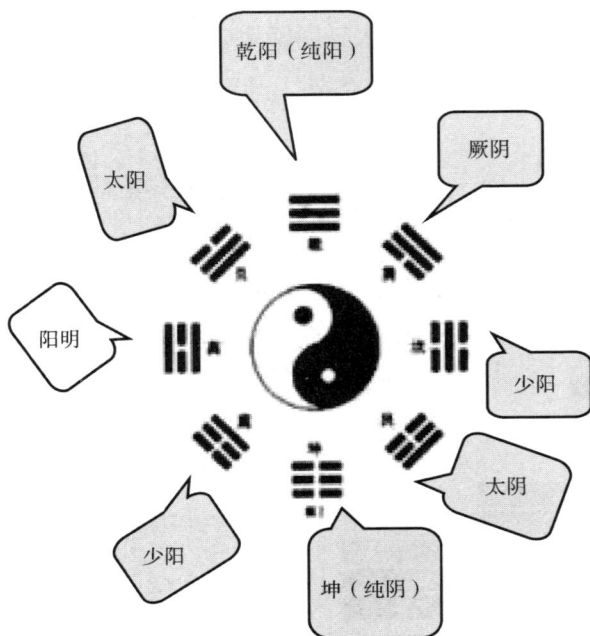

中气与六气

中气即是太极之状态，中气有阴有阳，根据阴阳多少的不同，有六种状态：少阳—阳明—太阳—厥阴—少阴—太阴，是谓六气。

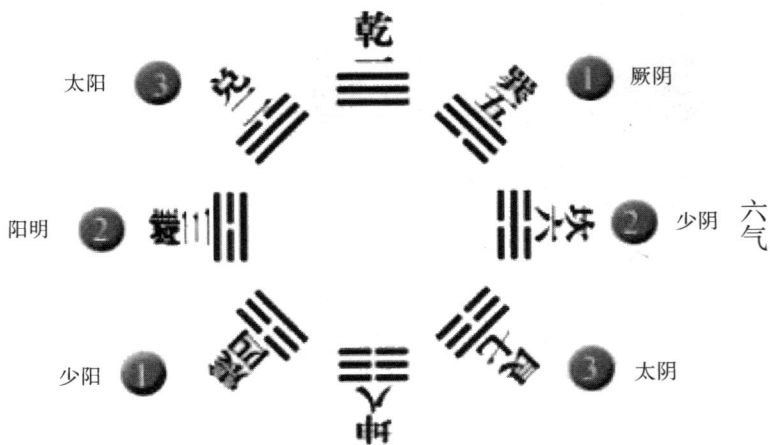

六气：少阳、阳明、太阳、厥阴、少阴、太阴。

六气圆运动之图

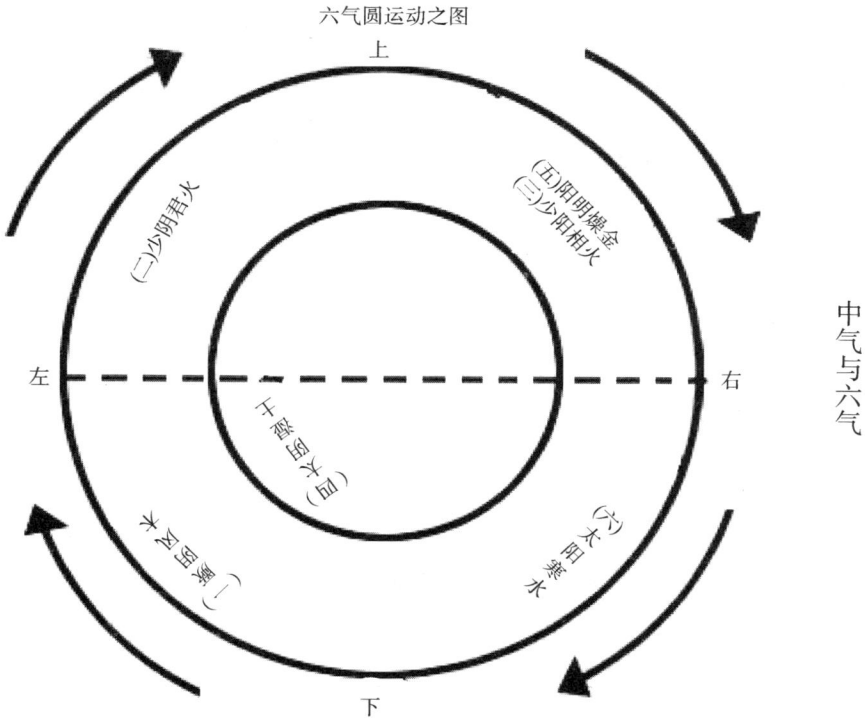

此六气圆旋，周流不息，如日东升西降，春生夏长秋收冬藏，化育万物，在人则生生不息。

六气有主气、客气之分，《内经》更详细地分析中气运旋在不同年份的阴阳消长状态。

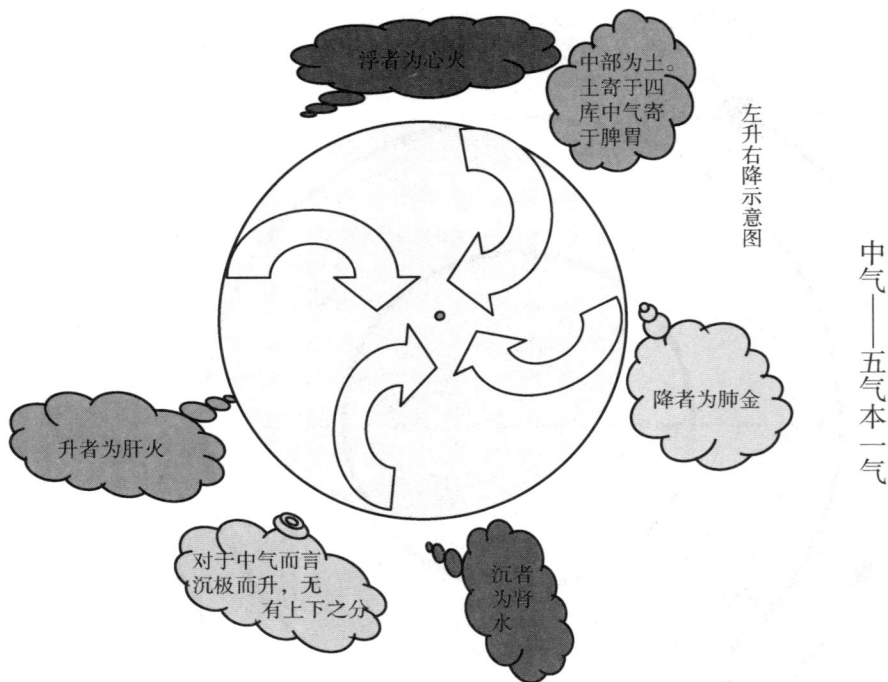

浮者为心火

中部为土。土寄于四库中气寄于脾胃

左升右降示意图

中气——五气本一气

降者为肺金

升者为肝火

对于中气而言沉极而升，无有上下之分

沉者为肾水

五行相生

"春气由冬气而来，故曰水生木。夏气由春气而来，故曰木生火。长夏之气由夏气而来，故曰火生土。秋气由长夏之气而来，故曰土生金。冬气由秋气而来，故曰金生水"。

木火土金水五气本一气——中气所化，木火金水是四维，是圆运动之轮，中气即是圆运动之轴。肾水温升即是肝木，肝木热浮即是心火，心火与相火凉降即是肺金，肺金之气沉藏即是肾水。

五行相克：五行之相互制约即是相克。

金克木，指肺金收敛作用制约肝木疏泄作用。火克金是指火之煊通作用制约肺金收敛作用。水克火，指肾水封藏作用制约火气煊通作用。

以圆运动之理，则河图、洛书、八卦、五行、六气，一以贯之，中气的圆旋运动而已。

人体十二经圆运动图解

——如环无端，生生不息

彭子："十二经的经字有经过意。脏腑如储电之瓶，经如传电之线，又经管之意。"十二经中气机循行，周流不息，如环无端。气从肺经始，传入大肠经、胃经、脾经、心经、小肠经、膀胱经、肾经、心包经、三焦经、胆经、肝经，传遍十二经脉，为一大的圆周运动。

经络脏腑相为表里。如肺合大肠为表里，肺经与大肠经为一小的气机圆运动。

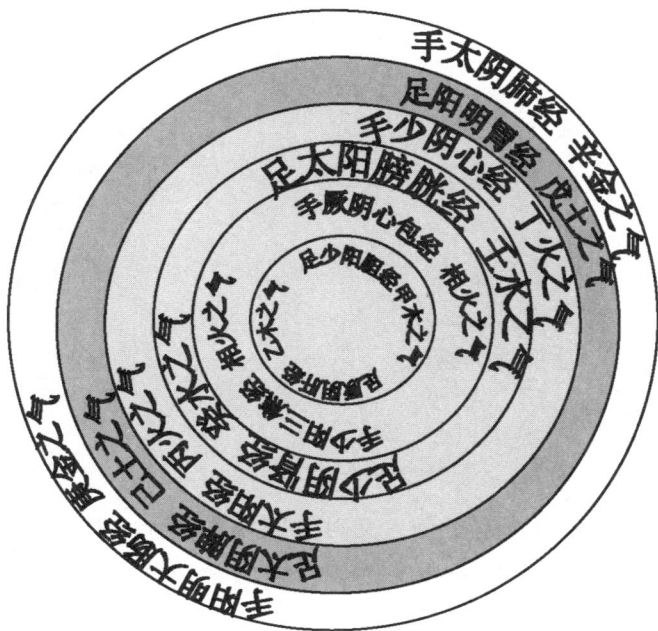

十二经圆运动图

手太阴肺经辛金之气由上而下降，手阳明大肠经庚金之气上升，成一圆运动。

　　"肺为阴脏，大肠为阳腑，同秉大气中金气而生。庚金者，分别金气的阳性阴性之称。金气有收敛作用。肺经金气的收敛作用，由上而下，大肠金气的收敛作用，由下而上，以成一圆运动。手者，肺经自胸走手，络大肠，主降。大肠经自手走头，络肺，主升。太阴阳明者，太阴湿土，阳明燥金。大肠经秉阳金之气，肺金秉阴金之气，兼秉阴土之气"。

　　气机在肺经、大肠经升降的圆运动中，循环无端，为一小圆运动。

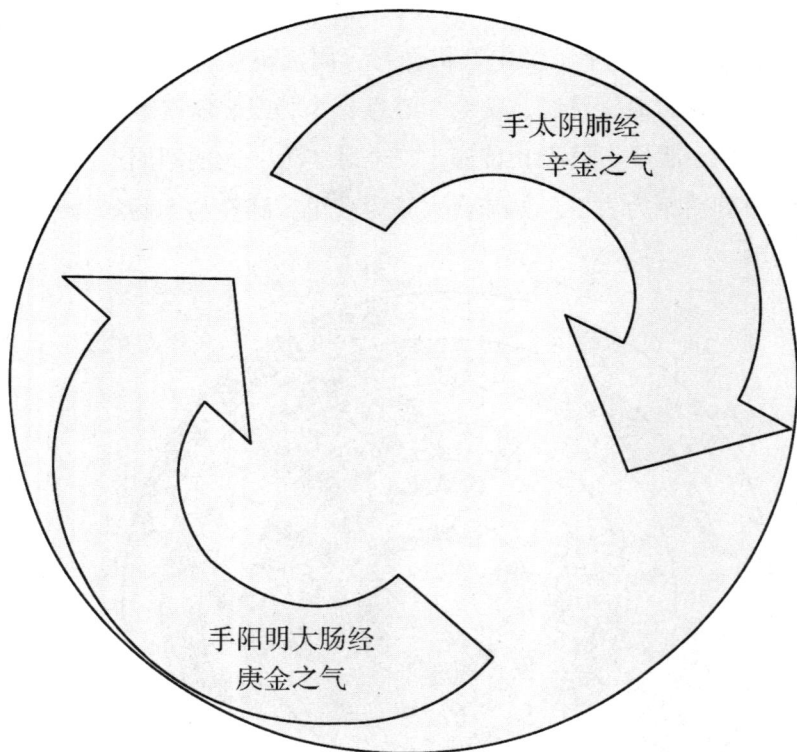

手太阴肺经
辛金之气

手阳明大肠经
庚金之气

　　不但此小的圆运动周流不息，又自手阳明大肠经，传入足阳明胃经，进入另一圆运动。足阳明胃经降，足太阴脾经升，成另一小的圆运动。

　　"足阳明胃经戊土，足太阴脾经己土。脾为阴脏，胃为阳腑。同秉大气中土气而生。戊己者，分别为土气的阳性，阴性之称。土气有运化作用。胃经土气的运化作用，由上而下，脾经土气的运化作用自下而上，以成一圆运动。足者，胃经自头走足，络脾，主降。脾经自足走胸，络胃，主升。阳明太阴者，太阴湿土阳明燥金。脾经秉阴土之气，胃经秉阳土之气，兼并阳金之气"。

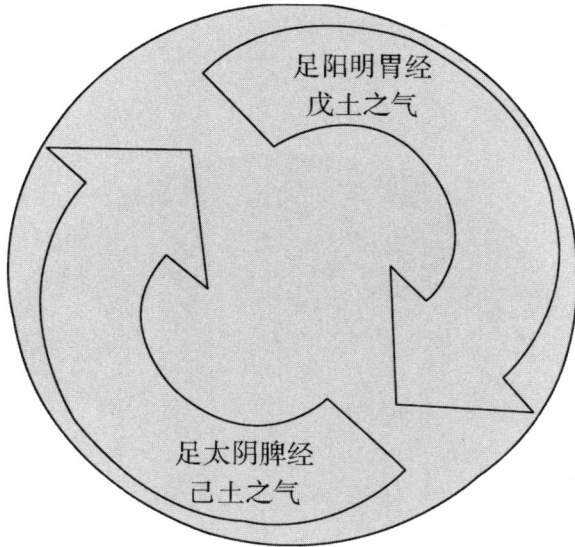

足太阴脾经之气还传入手少阴心经进入另一圆运动。

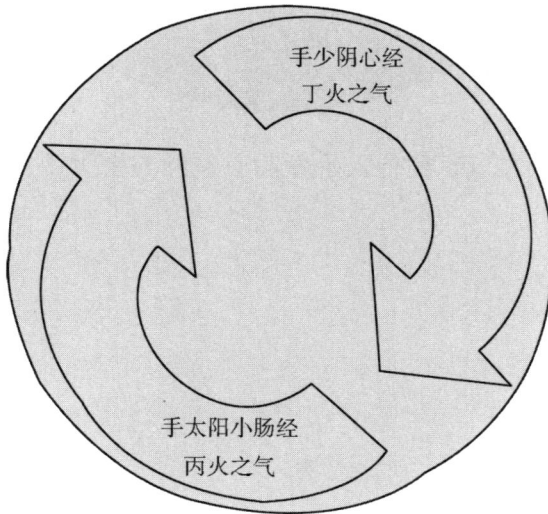

"手少阴心经丁火，手太阳小肠经丙火。心为阴脏，小肠为阳腑。同秉大气中火气而生。丙丁者，分别为火气的阳性、阴性之称。木气有宣通作用。心经火气的宣通作用，由上而下，小肠经火气的宣通作用自下而上，以成一圆运动。手者，心经自胸走手，络小肠，主降。小肠经自手走头，络心，主升。少阴太阳者，少阴君火太阳寒水。心经秉阴火之气，小肠经秉阳火之气，兼秉阳水之气。此阳火乃太阳寒水封藏之大火，故小肠经称太阳"。

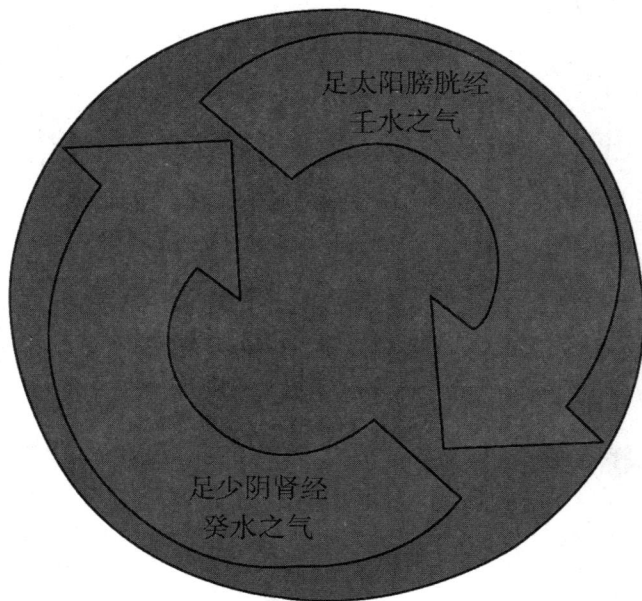

足少阴肾经之气，还传入手厥阴心包经与手少阳三焦经相合之圆运动。

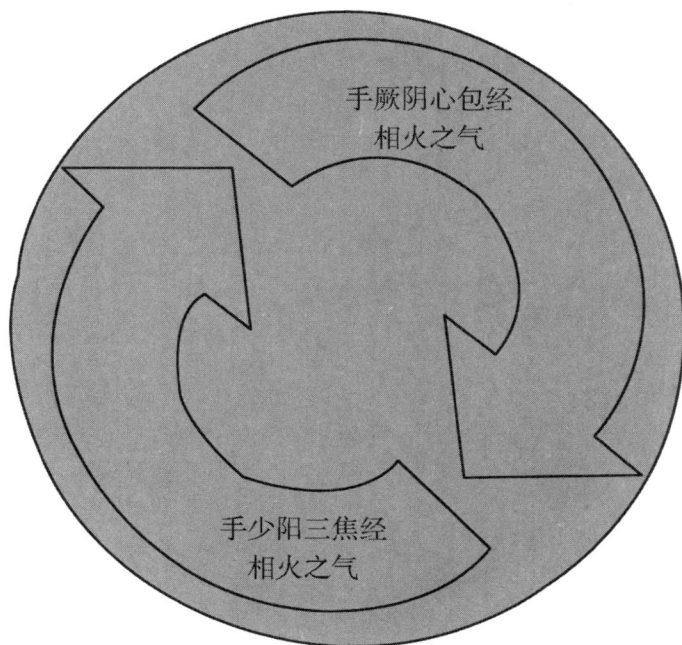

"足太阳膀胱经壬水，足少阴肾经癸水。肾为阴脏，膀胱为阳腑。同秉大气中水气而生。壬癸者，分别为水气的阳性、阴性之称。水气有封藏作用。膀胱经水气的封藏作用，由上而下，肾经水气的封藏作用自下而上，以成一圆运动。足太阳者，膀胱经自头走足，络肾，主降。肾经自足走胸，络膀胱，主升。太阳少阴者，太阳寒水少阴君火。膀胱经秉阳水之气，肾经秉阴水之气，兼秉阴火之气"。

手少阳三焦经之气还传入足少阳胆经与足厥阴肝经所合之圆运动。

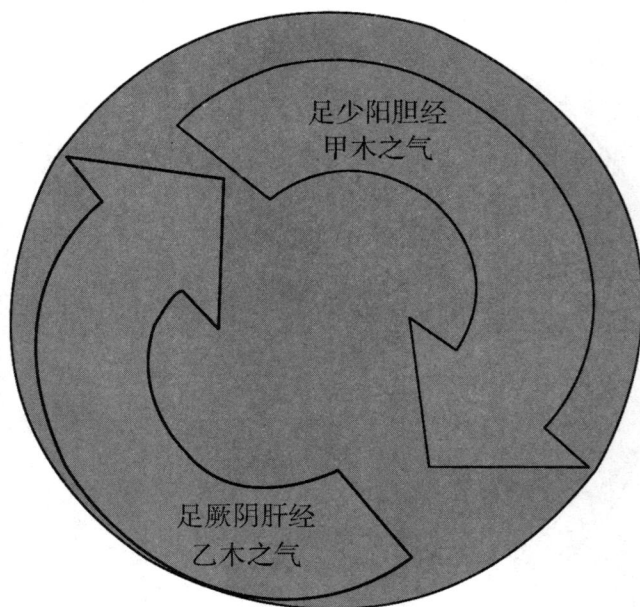

"足少阳胆经甲木，足厥阴肝经乙木。肝为阴脏，胆为阳腑。同秉大气中木气而生。甲乙者，分别为木气的阳性、阴性之称。木气有疏泄作用。胆经木气的疏泄作用，由上而下，肝经木气的疏泄作用自下而上，以成一圆运动。足者，胆经自头走足，络肝，主降。肝经自足走胸，络胆，主升。少阳厥阴者，少阳相火厥阴风木。肝经秉阴木之气，胆经秉阳木之气。兼秉相火之气"。

足厥阴肝经之气还传入手太阴肺经，进入下一圆运动。

十二经表里所成之六个小的圆运动，顺应于整体的大的圆运动。

细分之，每条经中也有其升降自成圆运动，每个细胞中亦有独立的圆运动，并和谐于大的圆运动。

十二经与天之六气

——天人相应

天人一体，人体十二经的圆运动，和谐顺应于天之六气。

十二经名词与天之六气名同，与天之六气之关系，前贤黄元御在《四圣心源》中作了详细论述：

"其在天者，初之气，厥阴风木也，在人则肝之经应之，二之气，少阴君火也，在人则心之经应之，三之气，少阳相火也，在人则三焦之气应之，四之气，太阴湿土也，在人则脾之经应之，五之气，阳明燥金也，在人则大肠之经应之，六之气，太阳寒水也，在人则膀胱之应之"。

"天人同气也，经有十二，六气统焉。足厥阴以风木主令，手厥阴火也，从母化而为风；手少阳以相火主令，足少阳木也，从子化气而为暑；手少阴以君火主令，足少阴水也，从妻化而为热；足太阳以寒水主令，手太阳火也，从夫化而寒；足太阴以湿土主令，手太阴金也，从母化而为湿；手阳明以燥金主令，足阳明土也，从子化而为燥"。

前贤黄元御于此一段诠释了，手足阴阳经不同气为何同名的疑问。

圆运动理论溯源，则黄元御早于彭子，而以此理论去读《伤寒论》，则《伤寒论》妙合圆运动之理，医圣所载一百一十三方之妙，巧夺天工，乃运用圆运动理论之大成者，往上溯则《内经》是圆运动理论之始见于书帛者。

五脏六腑及主病略述
——皆本气自病

中医学中言脏腑并不仅限于脏腑本体，而是一个系统。"人之有生，先有中气"。中气运旋，形如风轮，产生五个漩涡风轮——木轮、火轮、土轮、金轮、水轮，与大气中之五行相应，气聚则成形，生出五脏。而五轮中所聚之能量，即是五脏中所藏之魂、神、意、魄、志。

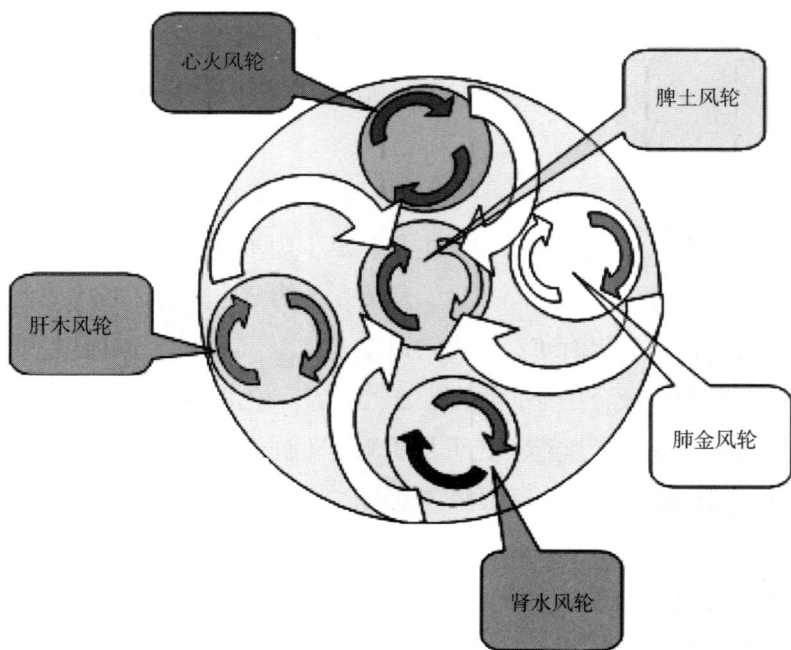

五脏气机升降形如风轮

心脏、小肠

"心者君主之官，神明出焉"。心藏神，心者神明之宅，五脏之主。

心，神即是紫禁城中之君主，故神病治在心。

在变为忧，在色为赤，在体为脉，在天为热，在音为徵，在窍为舌，在味为苦，在志为喜，在声为笑；所藏者神，所恶者热，所化者汗，其充在脉，其华在面。

心与小肠相表里。心为丁火，小肠为丙火。

心火有煊通作用。

木生火。心之母为肝木，肝木是树茎，心火即是茎所生之花。

心经小肠经心包经三焦经为病（彭子）：

"心经不降神明惑，舌红非常并非热；

小肠不升分水难，腹痛尿赤大便白；

心包不降觉心烧，肾水增寒中土绝；

三焦不升水土寒，少腹干热乃木邪。"

略释：心火不降，热气上炎，神明昏惑；舌红上火。心火不能下交于肾，上热下寒。

心火必与肾水相交方成既济，若火上水下，则圆运动消灭。

君火以明，心火如阳光照耀万物，君临天下。

若此火弱而不明，则心脏病。

何以君火不明？兹例举数端：一、耗神过度。二、耗精过度。精者神之基，坎中之一阳升而化离中之阳，故肾为心之根。如《内经》所示"以酒为浆，以妄为常"，"以欲竭其精"，"以耗散其真"，"故半百而衰"。三、寒凉伤阳。小肠经丙火亦是补充心火之源，嗜食寒凉，小肠丙火弱，心阳无以为继，故心火弱而不明。四、情志伤心。五、肝病及心，母病及子。

肺、大肠

"肺者相傅之官，治节出焉"。"与自然界之气沟通，应节为变审藏用之机，皮毛汗孔之开合，皆受制于肺"。

藏气藏魄，宗气。

在变为咳，在色为白，在体为皮，在音为商，在声为哭，在窍为鼻，在味为辛，在志为忧，所藏者魄，所恶者寒，其充在皮，其华在毛。

肺金主收敛，能收相火使之下降归藏于肾。故肺为肾水之母，为水之上源。

肺主皮，皮是一身之卫外之藩篱。

肺之宣降，肺能双向调节气机之升降。

肺之宣，能司汗孔之开，能开卫之闭。在治疗外感卫气闭塞之证时，常有"开鬼门、洁净府""提壶揭盖"之法，即是宣肺之法。代表方有麻黄汤等。

肺之降，行金气之令，能收降相火。代表方有麦门冬汤等。

肺与大肠相表里。

肺经大肠经主病（彭子）：

"肺经不降咳痰短，汗百痿痛烦寒喘；

声泪涕喉肿晕鸣，胆胃肾痨殃非浅；

大肠不升痔漏肛，泻利此经不尽管；

便坚肺胃痛肾寒，热实肠痈与外感。"

略释：咳者，气逆积于肺，肺不能容，咳而出之。中虚而肺胃不降。

痰者，肺胃不降，下焦上升之气甫经化水，因被相火熏蒸，停积而成。

气短，吸气困难，气不顺降，故觉气短。

自汗，肺经收敛偏弱，肝经疏泄偏盛。盗汗，肝气升泄，胆木不降，肺金不敛。

百合病，肺经不降，邪热瘀积，将肺金清净之地，变为昏浊之场，令人寝食坐卧不安，昏烦莫名。

肺痿，热痿，津液亏伤，能食而腿软不能行步。肺朝百脉，肺热则百脉皆热。寒痿，肺气虚寒，不能收敛。

肺痈，时吐腥臭浊唾。火逆伤肺。

心烦，肺不收敛，心火散漫。

恶寒，肺本生水而主卫气，金性凉而水性寒，肺气不降郁而现本气，觉寒。

喘，气不下降。肺躁而不清降，心下有水气，水阻肺气而不降，外感卫郁，中虚而阳躁，肺虚而不敛，动则喘，肝肾枯竭，风气上冲，土湿而喘，湿则不运，肺气逆也。

声哑，湿气逼住火气，肺金不降。

泪，肺金不收，风木疏泄而液出也。

涕，肺气上逆，积液成涕，热湿合则稠黄，肺热不敛则涕清。

咽喉痛，肺不降，木火上逆，中气总虚。

肾、膀胱

"肾者作强之官，技巧出焉"。主藏精，藏志。肾有两枚，乃水火之藏，其象坎。

在变为栗，在色为黑，在味为咸，在窍为耳，在体为骨，在音为羽，所藏者志，所恶者躁，所化者唾，其华在发，其充在骨。

受五脏六腑之精而藏之。

肾与膀胱相表里。

肾经膀胱经主病（彭子）：

"膀胱不降恶寒甚，项背强直荣卫病；

小便病热非膀胱，不纳病寒肾责任；

肾经不升遗利寒，尻痛不寐坐不定；

口淡面灰冷命门，寒水克火亡阳论。"

略释：肾中阳弱，则不能升，故陷下，病二便失禁、下利、足寒、背寒、不寐、尾脊骨痛，骨无力，坐则欲倒。

肾中无火则水寒，则不生木而克火，火亡则土灭，此亡阳之候也。

人身之气，有阳则升，升则生阳。升降有常，则生中气，中气生元气，生生不息。下焦诸升之气，以肾中阳气为基，坎中阳虚，土木各经皆陷。

肾者，身之本也，犹树之根。精伤则肾阳泄，水中无火，升气消亡，火灭土崩，人遂死矣，坎中真阳乃人身中一丸红日。

肝、胆

"肝者将军之官，谋虑出焉"，藏血藏魂。与木气相应，主生发、疏泄。

在变动为握，在声为呼，在色为苍，在志为怒，在体为筋，在味为酸，在窍为目，在音为角，所化者泪，所恶者风，其充在筋，其华在爪。

肝主疏泄，有疏导、疏通、发散，泄有泄浊之意。

肝主生发，所有生长、萌发之气皆出于肝。

肝与胆相表里。

肝经胆经主病（彭子）：

"肝经不升痛遗淋，痢痔血肛汗疝豚；

便气阴寒诸下热，带月癥半漏吹崩；

目舌消虫躁绝缩，诸风百病尽虚症；

陷而忽冲成阳亢，欲平阳亢降胆经。

胆经不降呕咳胀，耳目额腮口齿项；

消冲泄肾又贼中，危哉寒下而热上；

协热下利与入室，往来亦非实邪状；

此经能决十一经，不独肝经升不畅。"

略释：胆经不降，逆而上行，木克土，故呕（补中清热，兼降胆胃）。

火逆而刑肺金，故咳（补中降胆）。

胆经由头项循胁下行，逆则经气塞，故头项胸胁发胀（补中降胆）。

胆经不降，气横塞上冲，故耳痛、耳鸣、耳聋，目昏、目赤、目痛，额角胀痛，腮肿痛，口苦、口痛、口酸，牙齿痛，项生结核，咽喉痛。表现热证，但中下虚寒（补中降胆，兼理逆热）。

风火上动，饥而欲食，食少，食而复饥，渴而欲饮，饮后复渴。水谷皆被风消去，不生津液，故病消也（息风温肾，清热养水）。

风火上冲，故心跳气逆，病冲也。奔豚气，心悸怔忡等病。

肾中无火，水气不升反降，泄肾也。

胆属少阳，阴阳之枢机，交通之路，故病寒热往来。

凡虚劳之病，多起于胆经不降。

脾、胃

"脾胃者仓廪之官，五味出焉"，主藏意。土为四象之母，化生中气。

在志为思，在声为歌，在味为甘，在窍为口，在音为宫，在天为湿，在体为肉，在色为黄，在变为哕，所藏者意，所恶者湿，所化者涎，其充在肉，其华在唇。

脾经不升，胃经不降主病（彭子）：

"脾经不升利清谷，满肿带浊脐下筑；

便血后重腰膝酸，关节湿痛冷手足；

身重口干不用肢，黄疸疟瘕皆虚目；

脾是诸经升之关，肾肝不升脾反覆；

胃经不降呕吐哕，嗳痞胀眩惊不寐；

血衄痰热与渴烦，浊带遗利鼓胀辈；

烊则发狂与停食，其它皆是虚之类；

胃是诸经降之门，肺胆不降胃受累。"

略释：脾阳下陷，水谷不化，中气凝滞，水不能由小肠化入大肠，遂入大肠而为下利。

脾经不升，气不运则满，水不运则肿。

脾经不升，湿气下注则病带浊。

脾经湿气郁瘀，阻碍肝经上升之路，肝经向下疏泄，故大便下血。

致肝肾之气郁而下陷，腰膝酸。

手足冷，脾主四肢，四肢无力，身重。

血气不能畅行，瘀积而成癥。

脏腑的五行生克

——圆运动自身维持其运动之圆的本质

五行物质，各有能力。木气有疏泄能力，火气有宣通能力，金气有收敛能力，水气有封藏能力，土气有运化能力，能力就是势力，亦称作用。

春气由冬气而来，故曰水生木。夏气由春气而来，故曰木生火。长夏之气由夏气而来，故曰火生土。秋气由长夏之气而来，故曰土生金。冬气由秋气而来，故曰金生水。夏秋之间为长夏。

收敛作用，制疏泄作用，故曰金克木。宣通作用制收敛作用，故曰火克金。封藏作用制宣通作用，故曰水克火。运化作用，制封藏作用，故曰土克水。疏泄作用制运化作用，故曰木克土。运化者，运动化合也。宣通者，宣热通散也。土克水者，土能伤水分也。

相生者，大气圆运动次序的先后。相克者，大气圆运动相对的平衡。相生者，补其不足。相克者，制其太过。相生相克，皆圆运动自身维持自身运动之圆而已。天人之气，和平则无病。运动圆则和平，反之，和平则运动圆。相生则生，相克则平。相生相克者，中医学的生理、病理、医理之事也。

五脏相生

五行相生、相克，皆以气，不以形质。

五行相生，在圆运动中即中气之升浮降沉，很好理解。

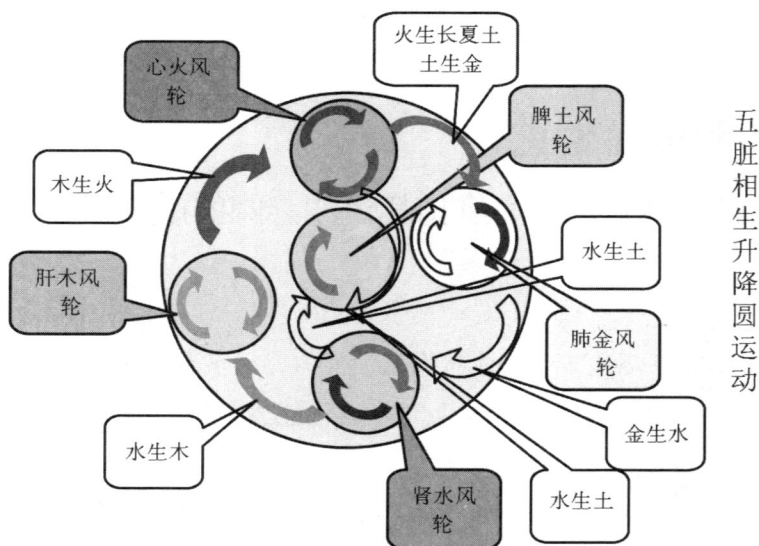

肝气属木，如春天温和生发之气。春天气温由温转热而进入夏天，即是木生火。

肝木如树之茎干、枝条。自然界中木生火，可理解为茎干、枝条渐长而生花，为木生火。五脏属阴，其相生如同木枝生花，花者化也，木气化为火气。

心火由肝木化生而来，故肝为心之母。

干枯的树枝燃烧生火，即是木生火，但此非生生不息之有情化生。

火生土：自然界中，阳光照耀大地，阳热之气使土地温热，而能育万物，为火生土。长夏自夏天而来，亦曰，火生土。

五脏中，心火照耀，小肠丙火生热，温煦脾土，使脾升胃降，即是火生土。另下焦命火亦温煦脾土，使之温升，亦是火生土。脾胃属土，乃是中土，火为其母。

自然界中，火燃烧后则为变为灰土，为阳火生阳土，亦非生生不息之有情化生。

另外每季的后十八天为四库土。土生万物，圆运动中五行之气化皆离不开土。

土生金：秋天自长夏而来，故曰土生金。

肺金中有气，名宗气；脾胃土中有气，曰中气。中气能补充上焦宗气，故曰土生金。"五谷入胃，化生中气，气之清者上归肺"，故脾胃之土为肺金之母。

金生水：冬天自秋天而来，故曰金生水。

"肺为水之上源"，脾胃腐化水谷，使水化为汽，上而如云雾，遇肺金收敛之气，降而为水，下归肾与膀胱，故肺金为肾水之母。

另相火亦受肺金之收降而归于肾水，而为坎中之阳。

水生木：春天由冬天而来，冬天地下所封藏之阳热，为来年生发之资，故曰水生木。

水能涵木，浇灌禾稼，使其生机旺盛，即是水生木。

肾中封藏之水火，为肝木生发之资本，故曰水生火，肾为肝之母。

五行相克

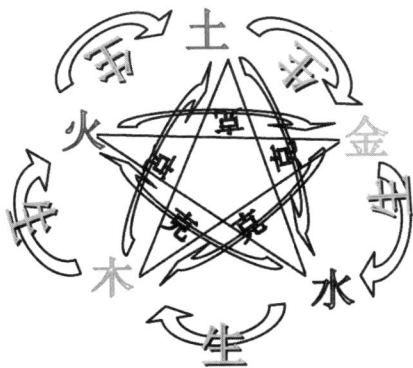

五行生克示意图

五行相克中的疑问

五行相生，在圆运动中即中升浮降沉。很好理解，但五行相克中有些问题，不易理解。对于金克木、火克金，水克火，还较易理解。金能制约木气外散，在临床应用中，肝病治肺，助肺金之敛降以制约木气之疏泄。金气过于收敛，宣通火气以开肺闭。水克火者，济阴以配阳，"壮水之主以制阳光"。

彭子在《五行相生相克》中论："收敛作用制疏泄作用，故曰金克木。宣通作用制收敛作用，故曰火克金。封藏作用制宣通作用，故曰水克火。运化作用制封藏作用，故曰土克水。疏泄作用制运化作用，故曰木克土。"

但是对于"运化""宣通"不好理解，故彭子又注解其意：

"运化者运动化合也，宣通者，宣热通散也。土克水者，土能伤水分也。"

但是对于木克土，"疏泄作用制运化作用，故曰木克土"，应如何理解？

彭子在《人秉大气五行而生脏腑》中论："脾土无运化太过之病。"既然无运化太过之病，为何要木克土，制约运化作用？

又土克水，"运化作用制封藏作用，故曰土克水"。彭子在《人秉大气五行而生脏腑》中论："肾水无封藏太过之病，肾水愈能封藏，阳根愈固也。"既然无肾水封藏太过之病，为何要土克水？

在人的身体的生理中，五行是如何相互制约的？

在临床中如何应用五行相克治病？

木克土

肝木的一个作用是生发，生长；另一个作用是疏泄。

在生理中，木克土是如何作用的？

木能疏泄，"疏"，疏导、疏通；"泄"，排泄，肝木的作用之一是疏导排泄代谢中产生的废物、垃圾。

脾土只有运化不动五谷的病理，没有身体不让脾胃运化的生理。或许是空腹时，肝木制约脾胃的运化功能，使肠胃停止蠕动运化，叫木克土。

个人认为，木克土，应理解为木疏土。

木疏土，即是木疏导疏松土，以防土结滞。在自然界中，我们可以见到，用犁耕地，疏土以防土壤板结。

在脾胃运化原理中，可以把脾胃的运化功能喻为"石磨"。"石磨"旋转磨碎五谷的原理，如同脾升胃降磨化五谷的原理。在"石磨"上有两个孔——磨眼，五谷从磨眼进入磨中，在磨眼中插着两根细棍，多用光滑的高粱秆。这个棍起什么作用呢？防止五谷在入口处，滞塞不往下漏。这个功能算不算木疏土呢？在消化系统中，胆汁流入肠道，助消化五谷，这是否就是木疏土呢？

木能疏土，则土不病湿。"能行疏泄之令，将水气疏泄出来，则土不病湿"。

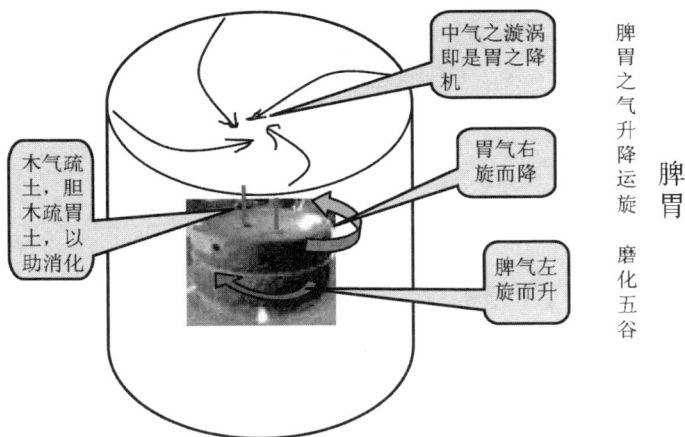

在病理上，有木克土的症状。

木气生发条达、疏泄正常时，是不会克土的。肝木如同生机勃勃的枝条，柔软条达，当枝条生病，甚或枯干时，则变得枯硬，这时木气不向上升发条达，反而弯折横逆，而克胃土，患胃溃疡、甚或胃穿孔。木气或者弯折下行，则病痔、下血、漏下、血崩等症。

土克水即是土制水。

肾水只有封藏不足，未有封藏太过之病。

故土克水，并非土的运化作用制约肾之封藏，而是制约肾水流溢的功能。水之性流动，水库中的水赖堤坝能固之。小儿脾胃虚者易患遗尿之症，脾气虚则不能摄固。肾中之精赖土之所固，所谓"胃为肾之关"，脾主意，意志坚定者，肾精能秘，脾土虚寒有湿者，常患精关不固之症。

河中的水，靠河床统之，脾统血之意也。河床不固，河水泛滥流溢，若脾土弱甚，则血不归经，而为崩漏，补脾土以固崩漏，即是土克水。

肾中藏精，精藏而不满。精之所以藏而不满，能濡养周身，赖脾土之运化作用，运精气达周身，此即是土之运化制约封藏作用，即是土克水。

在临床上，土不制水之病有之。在治疗中，土克水之误有之，土能涸水。土多水耗，水弱遇土，必为干涸。

附

煎药、服药方法须知

一、凡药方中规定须加工的药品，必须按法加工。

如：捣：即捣成块再入煎。如龟甲捣、晒参捣、高丽参捣等，大块不易煎煮者打碎，干姜宜砸出裂纹，油桂宜捣末等。

砂仁米姜汁炒：用生姜榨汁浸砂仁米 15 分钟，炒干。

白芥子炒研：把白芥子炒黄并研碎。

炒炭：把药材炒至内外变黑成炭。如姜炭、三仙炭、大黄炭等。

清水洗：如漂海藻。用清水漂洗去盐、泥沙。

盐水浸：如盐巴戟肉、盐补骨脂。用盐水浸 15 分钟去水炒干，有盐味即可。

酒浸：如酒菟丝子、酒大黄等。用少量白酒浸 15 分钟，连酒一起入煎，用 40°以上白酒，不可用曲酒。

酒洗：如酒洗白芍、酒洗黄芩等。用白酒洗并去酒入煎。

米丸先吞：如油桂米丸吞。把油桂研粉，入蒸烂小米粘为丸，服药前先吞服。

布包：用布包以便于煎煮。如车前子包。

绢包：用厚绢绸包以防漏出。如黄丹绢包。

二、凡方中须自己配入的药，应按量配入一起煮。如生姜、葱白、蜂蜜、大枣、核桃等。

生姜均须切片，大枣须撕破擘开，核桃打破连皮入煎，最后拣出核桃仁嚼服，蜂蜜用天然蜂蜜，葱白带须每节长寸许。

三、凡方中有制附片或制川乌，用量 30g 以上时，均用文火煎煮 2 个小时，只煎一次。从药沸腾起开始计时，始终保持沸腾，灵活掌握火候。

加水 3000ml，文火煮取 300ml 即加水 6 斤，文火煮取 6 两，加水量及剩余药汁及火候须根据具体情灵活掌握。

不宜一次服用过多的药汁以免影响饮食。

浓缩：重症患者或小儿服药困难时，可把煎出的药汁再加热浓缩至少量（一两或三两等）。

四、后 5 分、后 7 分、后 10 分下。如辽细辛、白芷、紫油桂、木香、沉香、砂仁、葱白等，凡注明后下者，煎至最后 5 分钟或 7 分钟时放入。

五、煎药时要定时搅动，以防焦糊，若出现焦糊则应弃去，不可服用。

六、晒参或高丽参捣另炖。把晒参（或高丽参）捣成小块，加水 1 斤，文火煮取 1～2 两，兑入药汁中，时间约 40 分钟。

七、研粉冲服。把药材烘干后研成粉用药汁或温水冲服。

如高丽参冲服、二杠冲服、止痉散研冲、沉香冲服、川尖贝研冲服等。

固本散热黄酒（或温水）调服。用热黄酒（或温水）把药粉调成糊状冲服。

八、烊化：把药捣末倒入刚煎出的药汁中搅令溶化，或再置微火上炖化。如东阿胶、鹿角胶、龟甲胶等。

九、按药方规定的量、时间、次数服用。多为温服。

如：日分三次服。平均分成三次，早、中、晚三次服，日尽一剂；昼夜连服。急症重症患者，不分昼夜，三（四）小时服药一次。

子午初刻服：上午 11 点与晚上 11 点服药，日分二次服。

饭后服：饭后一小时服为宜。

饭前服：饭前 40 分钟为宜。

日分多次服。少量多次分服，日尽一剂。

蜜调呷服。如开道散加蜜调少量呷服。

冷服：置冷服用（约 5 ~ 10℃）。

每旬七剂。每十天服七天药，休息三天，如果是重症或服药不影响食欲者，可不休息。

服药禁忌

忌 酒

许多病不能痊愈之因，并非药不对症，而是在于患者不能恪守禁忌。

《内经》云："以酒为浆，以妄为常，醉以入房，以欲竭其精，以耗散其真，不知持满，不时御神，务快其心，逆于生乐，起居无节，故半百而衰也。"

此乃古圣先贤，论养生之大忌。犯此忌者，半百而衰，更何况有病之家，若不知此禁忌，非独病不能瘳，祸不远矣。

忌饮酒。"上古圣人作汤液醪醴，为而不用何也？岐伯曰：自古圣人之作汤液醪醴者，以为备耳，故上古作汤液，为而弗服也。中古之世，道德稍衰，邪气时至，故服之万全。"

可见，酒乃治病之药，不可乱用。

《寿世保元》嗜酒丧身论

"夫酒者，祭天享地，顺世和人，行气和血，乃可陶情性，世人能饮者，固不可缺，凡遇天寒冒露，或入病家，则饮酒三五盏，壮精神，辟疫疠，饮者不过，量力而已，过则耗伤血气也，古云：饮酒无量，不及乱，此言信矣，饮者未尝得于和气血，抑且有伤脾胃，伤于形，乱于性，颠倒是非，皆此物也，早酒伤胃，宿酒伤脾，为呕吐痰沫，醉后入房，以竭其精，令人死亦不知，虽知者亦迷而不戒，养活高人，当寡欲

180

而养精神，节饮食以介眉寿，此先圣之格言，实后人之龟鉴也，本草云：酒性大热有毒，大能助火，一饮下咽，肺先受之，肺为五脏之华盖，属金本燥，酒性喜升，气必随之，痰郁于上，溺涩于下，肺受贼邪，不生肾水，水不能制心火，诸病生焉，其始也病浅，或呕吐、或自汗、或疮疥、或鼻齄、或泄利、或心脾痛，尚可散而出也，其久也病深，或为消渴、为内疽、为肺痿、为痔漏、为鼓胀、为黄疸、为失明、为哮喘、为劳嗽、为血衄、为癫痫、为难状之病。倘非高明，未易处治，凡嗜酒者，可不慎乎！"

酒标热而本寒，热去而湿留，能使人精气转薄。故中气元气虚者，肺气敛降不足者，脾胃寒湿，肝肾虚损者，并皆忌之。

唯经络气血瘀滞、处方中有酒者，不忌。

忌房事

《寿世青编》警言："病后切忌房劳，犯之舌出数寸，死。"

房欲伤精，而精乃一身气机生化之源，人之有肾犹树之有根。纵欲伤肾，无疑于自斫其本，况乎病家。

"精者身之本，生气之源，髓之化也。又曰：肾主水，受五脏六腑之精而藏之。故阳强不密，阴气乃绝，阴平阳秘，精神乃治，阴阳离决，精气乃竭。"

精有先天元精、有饮食日生之精。

肾中所藏之精的化生：

饮食生中气、营血，血化为精，精化为神。食气入胃，散精于五脏，此精即是五谷之精华。水饮自脾肺输肾，肾气四布，五经并行其精，此精即是水气之精。此水谷精华，化生气血，气血化生五脏之精，盈溢则藏于肾，肾中之精足则化神，故曰精神。

精下趋能生人，上趋能生神，凡五脏六腑之损伤，皆由精修复之。

人年岁渐长，而精气渐虚，日生之精不足以日用，凡以药物补其气血，渐能生精，精渐充则思淫欲，若有房欲，则精永无充足之日，甚则精日涸，五脏内伤永无修复之日。

故忌房欲，为服药疗病必须恪守之戒条。

有些病久病及肾，不仅不能有房事，就连淫邪一念也不能有，否则，病永无愈期。因为精虽舍于肾，而其关在于心，淫念一动，精自下流。

上学时，数学题常有，进水管与排水管同时开启，问何时水池能满的问题，人身行动、思维、情志无不暗耗真精，若再加下漏，水池即永无满时。服药补其气血精神，而疗效，无漏、有漏者有天渊之别！

忌劳累

劳累即是"耗散其真"。形体之劳，神思妄念之劳，皆能暗耗真精。

适当劳作与锻炼可以强身健体。久病之人，或病初向愈之人，如同刚点燃之火，属于少火，而劳作或锻炼如同煽风，故宜以不觉累为度，否则风大，火即熄灭。《内经》言"少火生气，壮火食气"。

许多方药，是调动消耗元气的；过度劳作，亦消耗元气；若元气大虚则变生不测。曾有一些病例，在治疗好转、行动如常时，因过度劳累而变生顷刻，病情突然加重。有许多功败垂成的例子可鉴，慎之！

忌七情太过

"怒喜忧悲则动中"，有许多病之因是情志过极，七情所伤。调养治疗时更应注意，避免七情刺激、情绪激动，避免操劳营谋。

忌起居非时

日出而作，日落而息，顺应日之晨昏。若子时不睡，元气不能化生，则消耗人体的先天元气。先天元气乃是定数，源自于禀赋。

其他禁忌须按方药要求，遵守医嘱。兹不赘述。